知的生きかた文庫

「血管にいい習慣」を選びなさい!

池谷敏郎

三笠書房

はじめに

本書の「血管にいい習慣」が〝100歳まで元気〟をつくる!

血液の流れがよくなり、細胞から若返る!

みなさんこんにちは。　医師の池谷敏郎です。

つい先ほどまで元気だった人が突然倒れて、帰らぬ人となる——。

とても恐ろしく悲しいことですが、このような「突然死」は誰にでも起こりうることです。

医学的には「突然死」とは、直接の死因となる症状が出現してから、24時間以内に死亡することです。

具体的には、心筋梗塞や心室性不整脈、大動脈破裂、脳卒中などがその原因となります。

怖い「突然死」も予防できる！

「日本人の死因」については、厚生労働省が毎年集計をとっています。

その中で「突然死」を引き起こす可能性のある病気だけを見てみると、「心疾患」は全体の約15％。「脳血管疾患」は全体の約8％もあります（厚生労働省「平成30年人口動態統計：主な死因別死亡率の推移」より）。

「心疾患」とは、心臓の血管が切れたり詰まったりする病気のことで、心筋梗塞や心不全などが含まれます。

「脳血管疾患」とは、脳梗塞や脳出血など脳内の血管が切れたり詰まったりする病気のことで、まとめて脳卒中と呼びます。

ちなみに、死因別では心疾患が2位、脳血管疾患が4位を占める多さであり、ふたつを合わせると死因トップのがんに匹敵する割合を占めます。

どちらも、主に血管が切れたり詰まったりする病気です。

さらに、このデータには含まれていないのですが、突然死の原因としてメディアで

4

近年よく耳にするようになった病気に、**大動脈瘤破裂**があります。

これは、大動脈という太い血管の壁に生じた**動脈硬化**などが原因となって、もろくなった血管の壁が血圧に負けて外に膨らみ、やがて破裂して大出血を引き起こす病気です。

いずれにしても**突然死を引き起こすのは、「血管に原因がある病気」である場合がほとんど**ということです。そのため、血管の状態をよくすることを意識すれば、それで突然死を防げる可能性も高くなります。

全身の健康は「血管」から

それでは、「血管の状態をよくする」とはどういうことでしょうか?

血管の健康のバロメータとなるのが **「動脈硬化」** です。

若い頃は弾力があり、しなやかな血管も、年を重ねるほどに弾力が失われ、硬くな

5　はじめに

っていきます。さらに、血管が硬くなるだけでなく、血管の内側が盛り上がり、血液の通り道が狭くなってくるのが「動脈硬化」という "血管の老化" です。

「人は血管とともに老いる」という有名な言葉があるように、血管の老化（＝動脈硬化）が進めば、全身の老化も進みます。

さらに、生活習慣病や喫煙などの "悪しき生活習慣" が加わると、動脈硬化が急速に進行し、脳卒中や心筋梗塞など「血管事故」の元凶となるのです。

先ほどから述べているように、動脈硬化は最悪の場合「突然死」を招きますが、命が助かったとしても、「寝たきり」や「認知症」の原因となり、**自分の力で生きる寿命（健康寿命）に大きな影響を与える**のです。

つまり、「血管の状態をよくする」とは、主に血管の動脈硬化の進行を防いだり、すでに硬化してしまった血管を、血管事故を起こしにくい、より安定したものに変えていくことを意味しています。

その具体的な方法については、本編で順次解説していきます。

6

ただ、全身を健康にし、突然死や寝たきり、認知症を防ぐには血管の状態を改善することが有効である、ということだけは、最初に理解しておいていただけると、このあとの内容もすんなりと理解してもらえるでしょう。

「突然死を予防し、100歳まで元気を実現する鍵は、血管にあり！」というわけです。

🔲 血管を健康にすると、「いいこと」が次々起こる！

血管の状態をよくすると、病気を遠ざけるほかにも次のようなさまざまなメリットが期待できます。

＊ **美容効果**➡肌のハリ・ツヤを改善し、若返って見えます。

＊ **ダイエット効果**➡食生活の改善や運動不足の解消を心がけますから、太りすぎの人も無理のない形で体重を減らせます。

7　はじめに

＊体調改善効果 ⮕ 血管の状態が改善すると血行がよくなり、肩こりや冷え性が改善します。さらに、熟睡できるようにもなり、精神的なストレスの解消にもつながります。

これらの問題に悩んでいる人にも、本書の内容は有効というわけです。

本書では「○○と××なら、どっち？」というわかりやすい形で、詳しく解説していきます。楽しみながら読み進めるうちに、ある程度は体系的な知識が得られるよう工夫してあります。ぜひ、ご一読ください。

生活習慣改善は、早く始めれば始めるほど、より大きな効果が期待できます。また、どんなにご年配でも、何もしないよりはひとつでもふたつでも心がけるほうが、着実に突然死の危険を遠ざけます。

思い立ったが吉日です！　より「突然死」しにくい「血管にいい生活習慣」を身につけるよう、ぜひ心がけてください。本書がそのきっかけとなれば、大変嬉しく思います。

池谷敏郎

目次

はじめに　血液の流れがよくなり、細胞から若返る！
本書の「血管にいい習慣」が〝100歳まで元気〞をつくる　3

Part 1

切れない・詰まらない
今日選んだ「食べ物・食べ方」が
強い血管をつくる

Q1 学校給食で指導された「三角食べ」と
一品ずつ順に食べ切る「ばっかり食べ」
血管にいい食べ方はどっち？　18

Q2 ヨーグルトやフルーツ「最初に食べる」「最後に食べる」
どっちが体にやさしい？ 24

Q3 ごはんを盛るのは「茶碗」「お皿」どっちが血管にいい？ 30

Q4 トンカツにソース「つけて食べる」「かけて食べる」？ 33

Q5 「いつも早食いする人」「いつも食べるのが遅い人」
突然死しにくいのはどっち？ 40

Q6 肉料理の「グリル料理」「煮込みハンバーグ」どっちがヘルシー？ 43

Q7 魚料理「刺し身」と「魚フライ」いい脂質を摂れるのはどっち？ 48

Q8 冷凍食品「八宝菜」「酢豚」どっちを選ぶ？ 52

Q9 手づくりドレッシング「サラダ油」「エゴマ油」どっちを使う？ 56

ドクター池谷の世界一わかりやすい「血管の授業」
ココナッツオイルは使い方に気をつけて！ 62

Part 2

居酒屋・コンビニでも……「健康的な外食」賢い選び方!

Q10 ランチは「コンビニ」「お弁当屋さん」どっちで買うのがオススメ? 66

Q11 「惣菜売り場」「サラダ売り場」最初に向かうべきはどっち? 71

Q12 ごはんは「温めますか?」「そのままですか?」 76

Q13 外食時、「マナーよく残さず食べる人」「もったいないけど一部を残す人」長生きできるのはどっち? 80

Q14 お酒を飲む前に飲む。「ウコン」「牛乳」悪酔いしないのはどっち? 83

Q15 居酒屋で「フライドポテト」「鶏の唐揚げ」つまみを頼むならどっち? 86

Q16 ワインのおつまみ「ミックスナッツ」「ドライフルーツ」頼むならどっち? 92

Part 3

血管にやさしい「24時間の過ごし方」

老いない・太らない・病気にならない

Q17 朝の目覚ましアラーム「大音量で一気に起きる」
「スヌーズ機能でのんびり起きる」血管にいいのはどっち? 96

Q18 布団は「起きたらすぐに片づける」「しばらく放ったらかし」
避けたほうがよいのはどっち? 101

Q19 男性陣の朝のトイレ
「立ってする」「座ってする」あなたの選択はどっち? 104

Q20 朝の洗顔と歯磨き「冷水」「ぬるま湯」どっちがいい? 108

Q21 ネクタイ、ベルトは「キッチリ締める」「ちょっぴり緩めのダラダラ」
望ましいのはどっち? 112

Q22 電車通勤「足を横に開いて立つ」「足を縦に開いて立つ」
いつものあなたはどっち? 114

Q23 「競争心が強い人」「競争心がまったくない人」
血管事故を起こしやすいのはどっち? 120

Q24 仕事中の尿意!「すぐにトイレに立つ」「キリのよいところまで待つ」
どっちのほうが危険? 125

Q25 お風呂に入るときに「おじさんのように"あ〜"と声を出す」
「黙って入る」どっちがいい? 129

Q26 入浴「カラスの行水派」「ゆったり長風呂派」危険なのはどっち? 132

Q27 「朝、起きたときに水分を補給する人」「寝る前に水分を補給する人」
間違えているのはどっち?

Q28 「毎日、同じ時間に眠る人」「毎日、同じ時間に起きる人」
どっちのほうが血管にいい? 140

135

Part 4

「過度な運動」「運動不足」どちらも危険！「ちょうどいい体の動かし方」教えます！

Q29 運動するなら「さわやかな朝」「夕食後」
突然死を遠ざけるのはどっち？ 146

Q30 「1〜2日おきに、軽いジョギングをする人」
「毎日筋トレをする人」望ましいのはどっち？ 151

Q31 「ゴルフ」と「登山」突然死しにくいのはどっち？ 156

Q32 同世代の仲間と歩くときに「集団を引っ張っていく人」と
「後ろをついていく人」危険なのはどっち？ 162

Q33 「二の腕がぷよぷよの人」と「二の腕ががっちり硬い人」
リスクが高いのはどっち？ 165

Q34 歩くのがしんどい年齢「最初から痛くて歩けない人」と
「途中で痛くて歩けなくなる人」より危険なのはどっち？ 168

ドクター池谷の世界──わかりやすい「血管の授業」

バスの運転手とガイドならどっちが危険？ 171

Part 5

その「症状」は体からのサイン？
知っておきたいあなたの「リスク」

Q 35 「顔のシミが目立つ女性」「顔のシワが目立つ女性」
動脈硬化のリスクが高いのはどっち？ 174

Q 36 「暑がりな人」「寒がりな人」突然死しにくいのはどっち？ 178

Q 37 同じ年齢の「男と女」突然死しにくいのはどっち？ 181

Q 38 「吐息スッキリの人」「口が臭い人」
危険性が高いのはどっち？ 183

Q39 「夫婦仲がよい人」と「浮気中の人」安全なのはどっち？　188

Q40 高齢の方で、「部分的にいきなりボケる人」と「全体的にゆっくりボケる人」突然死しにくいのはどっち？　190

Q41 「規則正しい脈がときどき抜ける人」「モールス信号のように常に脈が不規則に打つ人」すごく危険なのはどっち？　195

本文イラスト◎関和之（株式会社ウエイド）

Part 1

切れない・詰まらない

今日選んだ「食べ物・食べ方」が強い血管をつくる

Q1

学校給食で指導された「三角食べ」と
一品ずつ順に食べ切る「ばっかり食べ」
血管にいい食べ方はどっち？

古くから「医食同源」という言葉があります。

「食べることは、医療と同じような働きを持つ」という意味で、まさに本質を突いた言葉でしょう。

当然、欲望のままに食べていては、体によい効果どころか、悪い影響を与えてしまうこともあります。ふだんの食生活で、体によい食べ方をしたり、体によい影響を及ぼす食品を選んで食べるよう、意識すべきなのです。

とくに食事の食べ方については、1日3回、毎日のことです。ちょっとした違いであっても積み重なることで、健康状態に大きな影響を及ぼします。

そして、実はこれまでは正しいとされてきた「食事マナー」も、もはや最新の医学常識では、かえって体に悪いとされているものも少なくないのです。

この前置きで、すでに答えが出てしまっていますね。

最初のQ1の答えは、マナー違反とされてきた「ばっかり食べ」のほうが突然死を防ぐ意味では望ましく、学校給食で指導された「三角食べ」のほうが、むしろ体に悪い、ということになります。ちなみに、「三角食べ」とは、ごはん、おかず、味噌汁を均等に食べる食べ方です。

□ 「ベジファースト」は新しい食事マナー！

ただし、「ばっかり食べ」をする際には、守るべき順番があります。

野菜やおかずを先に食べ、主食（ごはん）は最後にするという順番です。

19　今日選んだ「食べ物・食べ方」が強い血管をつくる

これを守らず、主食のごはんから先に食べてしまうと、「三角食べ」よりもさらに体に悪く、長期的には突然死を引き寄せやすい食習慣となってしまいますから要注意です。

■ 無理なく「糖質」を減らせる食べ方

このような結果になるのは、なぜでしょうか？

それは、"血管の動脈硬化"を引き起こしやすい栄養素が、ふだんの食事では主食にもっとも多く含まれる場合が多いからです。

つまり、「糖質」です。

糖質とは、炭水化物から食物繊維を除いたもの。タンパク質や脂質と並ぶ三大栄養素のひとつであり、体にとって必要不可欠なものでもあります。

しかし、摂りすぎると脂肪として蓄えられて肥満につながったり、血糖値を上げて糖尿病の発症リスクを高めます。

20

まずは野菜をモグモグ！
ごはんは最後に

そして飽食の現代生活では、ごく普通の食事をしているつもりでも、医師の目から見ると糖質を食べすぎてしまっているケースがとても多いのです。

そのため、突然死につながる心筋梗塞や脳卒中などの怖い病気を予防するためには主食をこれまで食べていた量よりも減らし、糖質の摂取量を控えめにすることが大切なのです。

同時に、肥満や糖尿病などの生活習慣病の予防にも役立ちます。

そのためには、いつもの食事の際に「おかずA→ごはん→おかずB→ごはん」と食べる三角食べではなく、「野菜・おかず→ごはん」という順番の〝ば

っかり食べ〟のほうが適しているのです。

とくに野菜を先に胃に入れると、食物繊維は嵩（かさ）がありますから空腹感を減らし、

「とにかくお腹がぺこぺこなので、お米を口にかき込む！」という行動を避けられます。

野菜にも多少の糖質が含まれているものもあるので、食事の早い段階で少し血糖値を上げておき、その後、主食を食べすぎないようにできる効果もあります。

ですからおかずのなかでも、サラダや野菜系の副菜などを最初に食べると効果抜群です。

その次に、肉や魚などの主菜を食べて、こちらは不足しがちなタンパク質をしっかりと摂取します。

この間、野菜やおかずをモグモグと咀嚼（そしゃく）することで脳の満腹中枢が刺激され、食事の開始から20分程度すると、満腹感を感じさせる神経伝達物質も出てきます。

いよいよ主食のごはんを食べるときには、すでにある程度は満腹感があるため、糖質を摂りすぎずにすむというわけです。

慣れてくれば、主食（ごはんやパン）の量を無理なく減らすこともできるでしょう。

22

「三角食べ」では、こうはいきません。おかずとおかずのあいだに必ず主食が入りますから、えてしてごはんを食べすぎてしまいます。

むかし、白いごはんが貴重だった時代には、不足しがちな炭水化物をしっかり摂るための正しい食事マナーだったのかもしれませんが、いまでは時代に合わなくなってしまっているのです。

「ばっかり食べ」で先に主食（ごはん）から食べてしまってはダメな理由も、もうわかりますね。

これだと空腹感から主食を食べすぎてしまうため、肥満や糖尿病などの生活習慣病につながり、突然死の危険性を高めてしまうためです。

A 三角食べでは主食の摂取量が多くなり、糖質の摂りすぎにつながりやすい。"ばっかり食べ"で野菜やおかずから食べるのがオススメ！

23　今日選んだ「食べ物・食べ方」が強い血管をつくる

ヨーグルトやフルーツ 「最初に食べる」「最後に食べる」 どっちが体にやさしい?

Q1の「ばっかり食べ」と同じ理屈ですが、一般に食事の最後に食べるもの、とされているヨーグルトやデザートのフルーツについても、血管に負担をかけたくないのであれば、**最初に食べる**ほうが「好ましい食べ方」となります。

ヨーグルトには、「食後高血糖の抑制効果」があることが報告されています。

その研究では、白米と一緒にプレーンヨーグルトを食べると、食後の血糖値の上昇

が抑えられることが確認されました。

さらに、その効果は**ヨーグルトを白米よりも先に食べることによって大きくなり、既に報告されている野菜サラダを白米よりも先に食べる食事法と同等以上であった**といいます。

炭水化物の摂取前に、ヨーグルトに含まれる「乳清タンパク」を摂取すると、インスリン分泌を促すホルモンである「インクレチン」の分泌が促進され、食後の血糖値の上昇を抑えやすくなる。同じくヨーグルトに含まれる「乳酸」によって胃腸の消化速度が遅くなったり、消化物のゲル化が促進されたり、糖代謝が促進される──。など、これらの効果よって、食後高血糖抑制効果が認められるのではないかと考えられています。

🔲 **グレープフルーツを「食前」に食べると……**

フルーツに関しては、野菜と同じように「食物繊維」が豊富に含まれていることか

らも、先に食べることによってその後に食べる白米やパンなどによる食後高血糖の抑制効果が期待できると考えられます。

フルーツの甘みの主成分は果糖です。**果糖は糖質ですが、ブドウ糖と代謝経路が異なり血糖値の上昇には直接繋がりません。**

ただし、フルーツには「ブドウ糖」の含有量がやや多く、血糖値が上昇しやすいものもあるので注意が必要です。

スイカやバナナ、メロンなどは血糖値が上昇しやすく、柑橘系のミカンやグレープフルーツ、キウイ、いちごなどは血糖値が上昇しにくいと考えられています。

糖尿病の患者さんを対象とした研究で、主食（食パン）を単独で食べる場合とグレープフルーツを先に食べた場合の違いについて調べた有力な研究が存在しています。

その研究では、**グレープフルーツを先に食べたほうが食後の血糖値やインスリン値の上昇を抑えられた**という結果が出ています。

ただし、果糖は食後の高血糖には繋がりませんが、**食べすぎると脂肪として蓄積されやすい**という特徴があります。

食後の血糖値上昇を抑える!!

動脈硬化の原因となる食後高血糖を防ぐためには、グレープフルーツなどの柑橘類や甘みの少ないフルーツを選ぶとともに、食べ過ぎに注意してください。

◻️■ 「なんちゃって糖質制限」のすすめ

ちなみに、私自身も食事の際には野菜や果物を先に食べるようにしており、とくに朝食時にはリンゴとニンジン、レモンなどでつくったフレッシュジュースを最初に飲むのが日課になっています。

あまり運動をしない日などは、朝食はこのジュースとヨーグルト、そしてコーヒーですませ、糖質を摂りすぎないよう気をつけています（私の日々の食生活については、過去のいくつかの著作で詳しく解説しています。興味があればそれらを参照してみてください）。

糖質を極端に制限するいわゆる「糖質制限」は、健康な人が行なうとかえって健康

28

を害しやすい、という結論が出ているので安易に行なってはいけません。

しかし、毎日の食事で少しずつ糖質を減らすよう心がける程度の**「なんちゃって糖質制限」**ならば、健康を害することなく突然死のリスクを減らせるはずです。

多少いい加減なくらいがむしろちょうどよい、という姿勢で心がけていただければ、効果を期待できるのではないかと思っています。

A ヨーグルトやフルーツは、食事の最初に食べるほうがよい。食べすぎを防いだり、食後の血糖値上昇を抑えられる！

Q3

ごはんを盛るのは
「茶碗」「お皿」
どっちが血管にいい?

普通、和食ではごはんは茶碗に盛って食べますが、洋食レストランなどでは皿に盛られて出てきますね。このうち、より健康によいのはどちらでしょうか、という趣旨の設問です。

結論から言うと、**洋食スタイルのほうが血管によく、突然死を遠ざけてくれます。**

理由は、これもQ1と関連しますが、茶碗を手に持って食べる和食スタイルだと、どうしても「三角食べ」になり、ごはんを食べすぎてしまいがちだからです。

30

茶碗を手に持っていると、おかずをごはんの上に置いてから食べる人も多いでしょう。茶碗が経由地になっているので、ひと口おかずを食べたら、どうしても次はひと口ごはんを食べたくなってしまいます。

多くの人にとって、これはもう習慣になっています。ですからそれを変えようと思えば、物理的に茶碗を手もとから引き離す必要があるのです。

そこで私がオススメしているのが、**ごはんを皿に盛って、卓上では手もとから少し離して並べる方法です。**

食べる道具はフォークでなくてもかまいません。とにかく手もとからごはんを引き離します。最初は戸惑うかもしれませんが、しだいに慣れて「三角食べ」から「ばっかり食べ」へとスムーズに移行できるのです。

実は、私は白米が大好きです。

かつて太っていた頃は、お茶碗を左手に持ち、おかずをつまんで食べてはごはんを食べるということを繰り返していました。すると、すぐにごはんがなくなって、何度

もおかわりしてしまうことに。

今では、茶碗をやめ、ごはんは小皿によそい、**おかずの取り皿を持って食事をして**います。そうすることによって「三角食べ」を卒業し、食べ過ぎていた白米の量を減らすことに成功したのです。

これは、突然死や各種の生活習慣病の予防の見地からは大変好ましい習慣ですから、みなさんも、毎日の食事にぜひ取り入れてほしいと思います。

A
ごはん茶碗を手に持っていると三角食べになりやすい。
洋食スタイルで、ごはんもおかずと同列にしてしまおう！

Q4

トンカツにソース
「つけて食べる」
「かけて食べる」？

「食べ方」においては、ほかにも簡単に改善できるところがあります。

たとえば、ソースやしょうゆなどの「調味料」の使い方です。

血管の動脈硬化を進める要因のひとつに「高血圧」があります。

この高血圧の発症は、塩分の摂取量と密接な関係があることが知られています。

塩分を摂ると、血中のナトリウム濃度が上がります。

33　今日選んだ「食べ物・食べ方」が強い血管をつくる

すると、私たちの体にはナトリウム濃度を一定に保つ働きがあるので、ナトリウムを薄めるために血管内の水分が増え、血液量を増やしてナトリウム濃度を下げようとします。

このとき、**血管には普段より多くの血液が流れることになる**ため、その圧力によって血圧が上がります（35ページ図参照）。

血圧が上がれば血管の壁は傷みやすくなり、動脈硬化にもつながりますし、場合によっては血管が切れたり詰まったりするきっかけになる恐れもある、というわけです。

このようなメカニズムがあるため、突然死を避けたいのであれば、ふだんの生活でも減塩を心がけねばなりません。

そのために意識すべき具体的なポイントとして、「調味料」は意外に重要なものなのです。

なぜ塩分を摂り過ぎると高血圧になるのか？

■ そもそも血圧とは……

血圧は血液の流れる勢いではなく、
「血管壁にかかる圧力」のこと。

■ 正常なときは……

■ 塩分を摂り過ぎたときは……

血液中のナトリウム濃度は常に一定に保たれるため、
血管内の水分が増える

ナトリウムと水分が
血管内に入り、
血液量が増える
＝ 血圧が高くなる

ナトリウムが
血管の内側を
傷つける

代表的な「調味料」の塩分量

ソースに限らず、調味料には塩分が多く含まれているものが少なくありません。

大さじ1杯（18g）に含まれる塩分量は、それぞれ37ページの表のとおりです。

意外に塩分量が多いのに驚かれるかもしれませんね。

ところが、高血圧を避けるために、日本高血圧学会が推奨している日本人の1日あたりの塩分摂取量は、なんと**わずか6グラム未満**です。

トンカツにソースをドバドバかけたり、刺し身に醬油を直接かけて食べたりしていては、その際の調味料に含まれている塩分だけで、1日あたりに許されている塩分量の多くを占めてしまうのです。

そこで、**調味料は原則として料理にかけないようにし、小皿などに出してからチョンチョンとつけて食べる**ようにしてください。

これだけ心がけるだけでも、塩分摂取量を減らすことが可能です。

36

「塩分が多い調味料」大さじ1杯あたりの塩分量

塩	17.8g
濃い口醤油	2.6g
薄口醤油	2.7g
ポン酢醤油	1.5g
ウスターソース	1.5g
ケチャップ	0.4g
めんつゆ（3倍濃縮）	1.6g
トウバンジャン	3.2g
オイスターソース	2.0g
焼き肉のタレ	1.3g
固形コンソメ（キューブタイプ1個）	2.5g
顆粒だしの素	3.2g

1日の塩分摂取目標 ▶▶▶

「8g以内」を目指しましょう！
食塩だと小さじ1と1/3程度

そして、あわせて以下のような各種の工夫も行なえば、確実に日々の塩分摂取量を減らし、高血圧を遠ざけて突然死の予防につなげられるでしょう。

【ムリなくできる減塩のヒント】
① しょうゆの小びんやソース、マヨネーズなどの容器は食卓の上に置かない
② 塩分の多い調味料の代わりに、酢やレモン、ゆず、すだちなどの柑橘類、三つ葉や大葉、ショウガなどの香味野菜やスパイスなどを上手に使用する。ダシも活用する
③ 市販の減塩調味料を活用する
④ 塩気がないと満足できない人は、最初の

すだちなどを
上手に利用して
塩分をコツコツカット！

⑤うちはおかずの1品から減塩を始める

⑥うどんやそばなどの汁は残す

⑦インスタント食品や外食、漬け物などは塩分が多いので、できるだけ避ける

⑧外食するときは、丼などの一品メニューではなく、品数が多く部分的に残しやすい定食メニューを選ぶ

⑨調味料の容器や塩分チェッカーなど、減塩グッズを利用する

……etc.

減塩には決定打がありません。

これらの「小技」を駆使し、コツコツと努力する心がけが大変重要となるのです。

A
しょうゆやソースは絶対かけて使わない。さまざまな小技で、毎日減塩を心がけよう!

39　今日選んだ「食べ物・食べ方」が強い血管をつくる

Q5

「いつも早食いする人」
「いつも食べるのが遅い人」
突然死しにくいのはどっち？

今度は食べる順番ではなく「食べる速さ」の問題です。

これは、答えの予想がつく方も多いでしょう。「いつも食べるのが遅い人」のほうが、突然死はしにくい、が正解です。

いつも早食いをしてしまう人は、総じて食べすぎる傾向があります。

なぜなら、人が食事を始めて満腹感を感じるようになるまでには、最低でも15分程度の時間がかかるからです。

40

早食いだと、その満腹感を感じる前に食事のすべてを平らげてしまいます。

場合によっては、ひととおり食べたあとにもまだ空腹感があり、追加でデザートなどの甘いものまで食べてしまうようなことも多いでしょう。

このような食事をしていては、カロリーも糖質も、脂質も塩分も摂りすぎるのが日常になってしまいます。

また、早くたくさん食べるので**血中の血糖値の上昇も急激になり、インスリンの分泌機能を酷使して、食後高血糖や糖尿病になりやすくなります。**

肥満や脂質代謝異常、あるいは高血圧といった各種の生活習慣病を招き寄せ、突然死の危険と常に隣り合わせにならざるをえないのです。

◻ 「ひと口あたり30回モグモグ」のすすめ

ゆっくりと咀嚼しながら食べると、食べ終わる前に満腹感を感じられますから、食べすぎてしまうことがありません。

41　今日選んだ「食べ物・食べ方」が強い血管をつくる

さらに前述した「ばっかり食べ」を実践していれば、糖質の多い主食の摂取量を制限することにも、無理なくつなげられるでしょう。

咀嚼の刺激は、内臓脂肪を燃焼させる働きを持つヒスタミンや、ストレス解消効果を持つ**「セロトニン」の脳内での分泌**にもつながります。

また唾液の分泌も助け、食べ物の消化効率もよくなります。

いいことばかりですから、みなさんも、**「ひと口あたり30回のモグモグ」**を目標に、ゆっくりと食事を楽しむよう心がけてみてはいかがでしょうか？

ただし、食べ物を並べた食卓に座ってだらだらと食事を続けると、かえって食べすぎてしまう危険性があることも、多少は意識しておいてください。

A 早食いの人は、自分の寿命まで早食いしかねない！

Q6

肉料理の
「グリル料理」
「煮込みハンバーグ」
どっちがヘルシー？

いつもの食事では、食べ方のほかに「どんな調理法で食べるか」も重要です。同じものを食べていても、調理法によって血管にいいか悪いか、ひいては突然死の危険性を大きくするか小さくするかが変わってくるからです。

設問にある肉に関しては一般に、**調理に手間をかければかけるほど、脂質や糖質、塩分などが増えていく傾向があります。**

たとえば、塩コショウで網焼きにするだけのグリル料理なら、塩加減に気をつけさ

43　今日選んだ「食べ物・食べ方」が強い血管をつくる

えすれば、素材の栄養分をほぼそのまま摂取できます。網で焼くことにより、調理の過程で余分な脂肪分が落ちることも期待できるでしょう。

これが、フライパンで焼くとなると、サラダ油を使い、塩コショウに加えてしょうゆやソースなどが追加されるでしょう。肉汁、つまりは肉にもともと含まれている脂肪分＋水分も、できるだけ肉に閉じ込めるように焼くのが美味しい焼き方とされています。

和風ソースで大根おろしと合わせて食べるのなら、そこまで悪くはなさそうですが、それでも塩分は気になります。デミグラスソースなどの濃厚系のソースと合わせて食べるのであれば、かなりのカロリー量になります。ソースにとろみをつけるのに使われる**小麦粉や片栗粉などには糖質が多い**ですし、デミグラスソースなどになると、**脂質や塩分も多く含まれています。**

さらに手の込んだ煮込みハンバーグなどになると、食感をよくするためにパン粉や脂分など混ぜ物が増えていきます。その上、デミグラスソースなどの濃い味のソースで煮込むわけですから、健康によい調理法かどうかは言うまでもありませんね。

もちろん食事は、楽しんで食べることも重要です。

44

ですから、飽きないようにさまざまな調理法を使うのは有益なことであり、脂質や塩分、糖質などが多い調理法でつくった料理は絶対食べるべきではない、ということではまったくありません。

こうした**「調理法による差」について理解しておくことが重要**です。

そうすれば、より健康によい調理法を自ら選ぶことができます。そして、そうでない調理法については使う頻度を少なめにすることで、食事の楽しみを大きく減らすことなく、突然死を遠ざけることができるでしょう。当然、各種の生活習慣病を予防することにもなります。

糖尿病などになれば、もっと厳しい食事制限を課されることになります。ぜひ、日々の食事の調理法についても意識するようにしてください。

▪️ 🔲 鶏肉、牛肉、豚肉どれがおすすめ？

なお、食材の肉に関しては、

45　今日選んだ「食べ物・食べ方」が強い血管をつくる

トリ→ウシ→ブタ

の順で脂質が少ないため、こちらも意識しておくとよいでしょう。

ただ、肉の種類によって含まれている栄養素が微妙に違い、これらをまんべんなく摂ることが理想なので、肉の種類についてはあまり神経質になる必要はありません。

バランスよく食べるようにすれば、大きな問題はないはずです。

いずれの肉であっても、調理段階で脂身の部分を少し捨てるなどの工夫は有効です。

野菜をつけ合わせて栄養バランスの調整をすることも忘れてはなりません。

🖥 「おいしくてヘルシー!」肉に代わる新たなタンパク質源

とくに高齢の方にとっては、肉を適度に食べてタンパク質を摂ることが、筋力を強くして寝たきりを予防するうえでも大変重要なことだとされています。

しかし、胃にもたれたり咀嚼しにくいことから、高齢者の肉の摂取量は不足しがちです。

46

近年では、動脈硬化の原因となる動物性脂質を含まない「大豆ミート」が販売されており、味や食感もよいことから今後、高齢者のタンパク質不足を補う有力なアイテムとして注目されています。

正しい知識を持って上手に肉とつき合うことで、日々の食事をより健康的に楽しむようにしてください。

> **A** 肉料理は、手間をかけたものほど健康にはよくない。食卓に載せる頻度を調整して、飽きずに、健康的に食べられるよう工夫しよう!

「大豆ミート」最近はスーパーなどでも売られています

47　今日選んだ「食べ物・食べ方」が強い血管をつくる

Q7

魚料理

「刺し身」と「魚フライ」
いい脂質を摂れるのはどっち?

Q6で肉の調理法について説明したので、「魚の調理法」についても説明しておきます。基本は肉と同じで、できるだけ素材のまま、加熱しない生に近い調理法ほど健康にいいと言えます。

ですから、当然ながら一番いいのは刺身です。カルパッチョや、なめろうなどもオススメですが、いずれにしても、しょうゆなどで塩分を摂りすぎないよう注意してください。

48

焼き魚、煮魚など、少し手を加える調理法がそこに続きますが、これらの調理法でも塩分の摂りすぎには要注意です。

そして、**油で揚げるフライになると逆に突然死の危険が増加します。**

ここまでハッキリ言えるのは、それぞれの調理法で心臓の血管事故（心筋梗塞や狭心症など）が増えるか減るかを、詳しく調べた研究がいくつかあるからです。

そもそも魚の脂質（EPA・DHA）には、肉の脂質や一般の植物油とは違い、血管の状態をよくして突然死を防ぐ効果があります（詳しくは別に説明しますが、これも、さまざまな研究でその効果が確認されています）。

ですから調理の際にもその脂質をあまり落とさず、できるだけ加熱せず、サラダ油などを加えずに調理して食べることで、突然死を防ぐ効果を大いに高めることができるわけです。

生で食べる料理なら、その良質な脂質をそのまま摂取できますし、焼いたり煮たりすると少しは失われますが、その脂質の8割ほどを摂取できると言われています。気にするほどではありません。

調理法によって変わる脂質(EPA・DHA)の含有量

生で食べるお刺身が
一番おすすめ！

焼き魚として調理した場合は
約20％EPA・DHAが減少。
煮魚など煮込み料理は
スープに溶けだす

油で揚げた場合は約50％DHA・EPAが減少

魚油を逃さないホイル焼きなどもおすすめ！

しかしフライにまでしてしまうと、せっかくの良質な脂質の約半分がサラダ油などの揚げ油と置き換わってしまい、衣に含まれている糖質とも相まって、むしろ体によくない食べ物に変化してしまうのです。

ちなみに、缶詰も活用できます。サバ缶やイワシ缶などは、生の状態で缶に詰めてから加熱しているため、良質な脂質がそのままパックされています。味付けのない水煮缶をまるごと使ってスープにすると良質な脂質を効率よく摂取できます。油入りでないものがオススメです。

したがって、**魚はできるだけ加熱せず、生のままで食べるか、缶詰されたものがよい**と覚えておきましょう。

A
魚は突然死を防ぐ強い味方。可能な限り生で食べよう！

Q8

冷凍食品
「八宝菜」「酢豚」
どっちを選ぶ?

忙しいときには「冷凍食品」などで簡単にすませたい場合も多々ありますね。

冷凍食品で用意できるおかずには、餃子やシュウマイ、春巻き、酢豚、エビチリ、八宝菜などなど、なぜか中華料理が多い気がしますが、そうした料理のなかでも体によいものとそうでないものが存在します。

ここでも、注目すべきは、「糖質」の量と、「野菜」がどれくらい含まれているか、

「脂質」は多すぎないか、といった栄養のバランスです。

問題の「八宝菜」と「酢豚」であれば、どちらも中華炒めの一種であり、イメージとしては同じような料理です。食材を油で炒めて調理するのは同じですから、炒めるときに使う油の量についても互角でしょう。

しかし、八宝菜には豚肉やうずらの卵といった良質な動物性タンパク質とともに、エビやイカなどの良質な脂質を含む魚介類が使われています。さらにはハクサイやタケノコ、ニンジン、キクラゲなどの野菜もかなりの割合で含まれています。味つけもシンプルな塩とコショウが主体です。

対する酢豚のほうは、動物性タンパク源として、片栗粉をまぶして揚げた豚肉が使われています。ニンジンやタマネギ、ピーマン、タケノコなどの豊富な野菜が使われているのは同じですが、これらも素揚げしたあとに炒め合わせられています。いずれも、まず揚げているので、その際に食材に油が含まれてしまっています。味つけは甘酢餡で、この餡には糖質であるデンプンや砂糖、ケチャップなども使われています。

こうした栄養バランスを考えると、酢豚と八宝菜の二択であれば八宝菜を選ぶほうが、突然死を防ぐ観点からは望ましいと言えるでしょう。

□ 「エビチリ」対「酢豚」ではどっち?

他の冷凍中華料理に関しても、たとえばエビチリなどのように甘い餡とからめてある料理では、甘みをつけるための糖分や、とろみをつけるための小麦粉・片栗粉などで、思った以上に糖質を含んでいます。

選べるのであれば、できるだけ甘い餡をからめていない料理、たとえばレバニラ炒めなどを選ぶとよいでしょう。

なお、酢豚とエビチリの二択から選ぶ場合であれば、野菜がほとんど入っていないエビチリより、さまざまな野菜を材料に含む酢豚のほうに栄養バランスの点で軍配が上がります。比較の対象によっても、結論は変わってくるのです。

このほか、春巻きなどの油で揚げる料理も、脂肪分が多いので食べる頻度は可能な限り少なくしたほうが無難です。

冷凍食品には、中華料理のほかにも揚げ物系が大変多いのですが、野菜の煮しめや

ゴボウサラダなど、栄養バランスがよく、糖質が少ない商品もたくさん販売されています。どうせ同じ冷凍食品を使うなら、できるだけ、そちらを使うように意識してください。

そして、「どうしても今日はこれが食べたい!」と、あまり栄養バランスがよくないものを食べるときには、ちょっとした野菜のつけ合せなどで足りない栄養分を補う意識を持てば、健康へのダメージを最小限に抑えられるはずです。

A 何を食べるかは、糖質や脂肪の量と栄養バランスに注目して選ぶ。ただし、食材がどのように調理されているかにも要注意!

55　今日選んだ「食べ物・食べ方」が強い血管をつくる

Q9

手づくりドレッシング
「サラダ油」「エゴマ油」
どっちを使う?

いつもの食事に関しては、「油」についてぜひとも注意してほしいと思います。

というのは、油の使い方しだいで、突然死につながる脳卒中や心筋梗塞といった重大な血管事故を防ぐことに役立つ可能性があることが、すでに過去の研究からわかっているからです。

「油」とひと口に言っても、実はさまざまな種類があります。

59ページに図を掲載しますが、まず「飽和脂肪酸」と「不飽和脂肪酸」のふたつに大きく分けることができます。

このうちの「飽和脂肪酸」は、さらに短鎖・中鎖・長鎖の3つに分類でき、近年人気のココナッツオイルは、このうちの中鎖脂肪酸を多く含む油です。

その他のふたつのうち、短鎖脂肪酸は主に体内でつくられる脂肪酸です。

最後に残った長鎖脂肪酸を多く含む油の代表格は、豚肉や牛肉などの肉に含まれている油です。バターやラードなどもこの仲間に入ります。

一方の「不飽和脂肪酸」のほうは、オメガ3系・オメガ6系・オメガ9系の3つに分けられます。

オメガではなく、それぞれnを使ってn‐3系、n‐6系、n‐9系と呼ぶこともありますが、本書では「オメガ」のほうで統一して呼称しましょう。

オメガ3系の脂肪酸を多く含むのは、魚の油やエゴマ油（シソ油）、アマニ油などです。オメガ6系の脂肪酸を多く含むのは、大豆油やコーン油、ベニバナ油やヒマワリ油など、揚げ油やサラダ油として使われることが多い油たちです。

57　今日選んだ「食べ物・食べ方」が強い血管をつくる

そして、最後のオメガ9系の脂肪酸を多く含むのは、オリーブ油やキャノーラ油、品種改良した一部のベニバナ油やヒマワリ油などです。

このうち、たくさん摂ることで突然死にもつながりかねない血管事故（冠動脈疾患など）を防ぐことに役立つことが、過去の研究で確認されているのはオメガ3系の不飽和脂肪酸です。つまり、**魚の油、エゴマ油、アマニ油**などです。

野菜をほとんど摂らないものの、魚介類を多く食べるイヌイットの人たちに血管事故が少ないことから、判明してきた事実です。

また、オリーブオイルなどのオメガ9系の油については、コレステロールの代謝を助ける働きがあり抗酸化作用もあることから、オメガ3系の油ほどではないにしろ「血管によい油」と考えられています。

🔲 「突然死」を起こしやすくする油

逆に、飽和脂肪酸とオメガ6系の不飽和脂肪酸は、摂りすぎると血管の動脈硬化を

調理法によって変わるEPA・DHAの含有量

「オメガ3系脂肪酸」はその一部が体内で
「エイコサペンタエン酸(eicosapentaenoic asid)」に
合成されるので、「EPA」とまとめて呼ばれます

「オメガ6系脂肪酸」は体内で
「アラキドン酸(arachidonic acid)」に変わるため、
「AA(エーエー)」とまとめて呼ばれます

進めてしまうことがあるのが昔から知られています。

要するに、**「突然死を起こしやすくしてしまう油」**です。

肉の脂質やバター、一般的なサラダ油、揚げ油として使われている油の多くは、残念ながらこちらのカテゴリーに含まれてしまうのです。

これらの油は、どれも栄養源として重要な食品ですし、必須脂肪酸として一定量は体に必要なものもあります（オメガ3系と6系の不飽和脂肪酸）。

ですから、飽和脂肪酸やオメガ6系の油も、完全に避けてしまってはいけません。

しかし、**現代の食生活ではとくに意識をしなければ、大抵の人が飽和脂肪酸やオメガ6系の油を十分すぎるほど摂取している**ことも、さまざまな調査で判明しています。

逆にオメガ3系の油の摂取量は、もっと増やしたほうがよいと考えられています。

魚の油や、エゴマ油、アマニ油を意識してたくさん摂れば、血管事故の予防、ひいては突然死の予防に役立つということです。

少し複雑な話になってしまいましたが、サラダ油や揚げ油はできるだけ避け、これらの体によい油を代わりに使うことを意識すると、大きな効果が期待できるでしょう。

Q9の答えは、**サラダ油ではなくエゴマ油を使うほうが、断然健康にはよい**、ということになります。

なお、**オメガ3系の油は熱に弱い**ため、ドレッシングをつくるのにはよいのですが、調理油として使うのには適していません。この場合には、オメガ9系の脂肪酸を多く含むオリーブ油やキャノーラ油を使うとよいでしょう。

ドレッシングに使う以外では、ヨーグルトや納豆に振りかけたり、ジュースに混ぜたりすると、オメガ3系の油を使いやすくなります。

エゴマ油やアマニ油は、かつては入手が難しい地域もあったようですが、最近では全国的に人気が出てきて、手に入れやすくもなっています。

A　いつも使う油の種類にも注意すれば、確実な予防効果を見込める。肉は心持ち少なめに、魚は心持ち多めに食べるようにし、エゴマ油やアマニ油を活用しよう！

61　今日選んだ「食べ物・食べ方」が強い血管をつくる

ドクター池谷の世界一わかりやすい「血管の授業」

ココナッツオイルは使い方に気をつけて！

前項で、一般に体には悪いとされることが多い「飽和脂肪酸」のなかでも、中鎖脂肪酸の含有量が多いココナッツオイルは例外扱いとしました。これは、**中鎖脂肪酸は体内でエネルギーとして燃焼しやすく、血液中の脂質の状態に悪い影響を及ぼすことがほとんどない**、とされていることに留意したためです。

近年、このココナッツオイルは一般の方に人気で、ダイエット効果があるからとコーヒーに入れたり、食事に混ぜたりとなんにでも加えて、より多く摂取するよう努力している方がいらっしゃいます。

しかし、そうやって**ココナッツオイルを使う際には、代わりに糖質をしっかり制限しなければならないことを**、忘れないようにしてほしいと思います。

ココナッツオイルが体内で代謝されると**「ケトン体」**という物質になります。ケトン体はブドウ糖と同じように、脳や体の細胞でエネルギーとして利用され、種々の効果を発揮しますが、**体内にブドウ糖が十分にある状況では有効利用されません。**糖質をたくさん摂取していると、いくらココナッツオイルを摂っても有効活用されないのです。

また、たとえ体内で燃えやすいとしても油は油です。**非常に高カロリーな食品**ですから、使うのであればその分のカロリーをどこか別のところで減らさないと、ダイエットどころか肥満への道を知らぬ間に猛ダッシュで駆け抜けている、なんてことになりかねません。

これは前項でオススメしたオメガ3系やオメガ9系の油についても同じことが言えます。体によい油であっても、摂りすぎては肥満を引き寄せてしまう恐れがあるのです。

増えた摂取カロリーは、どこかで減らさなければなりません。食事に含まれる糖質の摂取量を抑えることは、摂取カロリーの減量にも直結しますから、糖質を意識して食事をすることは、その点でも大いに意義があるのです。

Part 2

居酒屋・コンビニでも……
「健康的な外食」賢い選び方！

Q 10

ランチは
「コンビニ」
「お弁当屋さん」
どっちで買うのがオススメ?

自宅以外での食事では一般に、**栄養バランスについて自分で選択できる幅が広いほうを選ぶと、より健康的で、血管にいい食事ができます。**

このQ10の二択であれば、コンビニとお弁当屋さんのどちらのほうが、自分で選択できる余地が大きいかを考えるのです。

お弁当屋さんでは、ハンバーグ弁当とか幕の内弁当とか、親子丼などと、その日の気分によって選択できる幅があります。幕の内弁当などを選べば、塩分が多すぎるお

かずや漬け物などを、品目ごとに残すことも可能でしょう。ある程度は、自分で選択できる幅がありそうです。

しかし、コンビニで選択できる幅の広さに比べると、正直比較になりません。

コンビニで買った昼食というと、かつては「ものすごく体に悪そう」というイメージがあったものですが、最近のコンビニは侮れません。

お弁当屋さんでは、でき合いの数種類のお弁当のなかから選べる程度なのに比べ、コンビニでは、そもそも一食分を構成する品目ごとに、その日の好みのものを選べます。

サラダにはゴボウサラダ、おかずにはダシ巻き卵とメカブのパックを選んだあとに、主食としてサンドイッチを選んでもいいし、おにぎりを選んでもかまいません。

あるいは、昼食では主食はカットする、という選択もできます。

品目ごとに細かく選択できるために、その日の食事で口にする栄養素を、ほとんどすべて自分でデザインできるという強みがあるのです。

67　「健康的な外食」賢い選び方！

■ 私のある日の昼食は……

実際、私自身も平日の昼食にはほぼ毎日、コンビニを利用しています。

その日に食べたい好みのサラダと別売りのドレッシングを選んだあとで、その上に乗せる肉料理を決め、さらにゆで卵やチーズ、ヨーグルトなどを購入しています。

糖質を減らすため、とくにお腹が減っている日や運動の予定がある日、テレビ収録の予定が入っている日などのほかは、米、麺、パンなどの主食は買いません。

サラダに生姜焼きなどの肉料理を乗せ、チーズを混ぜて食べることでかなりボリュームが出るので、食事の満足感は得られます。栄養素で見ても、脂質とタンパク質とともに十分なビタミン、ミネラル、さらに食物繊維を補給することができています。

なお、ドレッシングはひとパックすべてを使うと脂質や塩分が多すぎるので、ビタミンの吸収を助けて口当たりをよくするため、半分程度を使うに留めるよう注意しています。

コンビニでも「血管にいい食事」は選べる！

このように、**コンビニでは自分の選択しだいで、いかようにも栄養バランスをデザインできる**のです。

一般の方の健康志向が高まっているのを受けて、コンビニの側でも個別品目ごとの商品を増やしていますし、**野菜や果物など素材そのものを売っている**ケースも結構あります。

女性客向けの**少量パックが選択できる商品も多いので、主食などでは糖質**を少しずつ減らすのに役立ちます。

とはいえ、コンビニで選んだものであればすべてが健康的かといえば、決してそんなことはありません。

1品で完結するお弁当系の商品を選んでしまえば、お弁当屋さんででき合いのお弁当を買うのとまったく変わりません。また、おむすびだけとか、パンだけなどといった炭水化物中心の食事になる危険性もあります。

さらに、**菓子パンやお菓子、スイーツなどの余計な誘惑が多い**のも、コンビニならではの弱点です。

結局は、あなたの選択しだいです。

"まずい" 選択をしないように、本書の他の項目の内容も十分に踏まえたうえで、日々の食事を楽しむようにしてください。

A コンビニのほうが、健康的な栄養バランスの昼食を選べる可能性が高い。ただし、1品で完結する商品は選ばないこと!

70

Q 11

「惣菜売り場」「サラダ売り場」
最初に向かうべきはどっち?

これは先ほどの話の続きです。昼食や夕食を購入するためにコンビニ、あるいはスーパーなどに行ったときに、**最初にどの売り場に向かうか**によって、その人(およびその人の家族)が将来、健康を害してしまうかどうかはかなりの割合で決まってくる──。

個人的には、そんな感触を抱いています。

どの売り場に最初に向かうかが、その人が食事の際にどの品目から考えているか、

71　「健康的な外食」賢い選び方!

もっと言えばどの栄養素から考えているかをよく表わしているからです。

「真っ先に主食売り場に向かう人」は、食事を「主食」から考えています。

それはつまり炭水化物、糖質から考えているということです。

食べすぎがなければ、栄養学的には本来は炭水化物（糖質）を中心とした食事が理想的なのですが、炭水化物の過剰摂取から健康を害してしまっている人が非常に多いのが現代社会の現実です。

したがって、糖質をたくさん食べすぎないような食生活を心がけることが、種々の生活習慣病を防ぎ、さらにその先の突然死を回避することにも役立つと考えられます。

それを考えると、最初に主食売り場に向かう人は、注意が必要と言えるでしょう。

次に、「最初に惣菜売り場に向かう人」は、おかずに何を食べるかから先に考えています。栄養素で言えば、ちょっと強引ですがタンパク質の供給源を最初に考えている、と言えるかもしれません。

真っ先に主食コーナーに向かう人よりはずっとマシですが、残念ながらとくにスーパーにおいては、揚げ物が売り場の半分以上を占めているのが現状です。そのため、

必ずしも体によい選択ができるとはなかなか思えません（コンビニの場合は「だいぶマシ」です）。

そして、「サラダ売り場に最初に向かう人」は、食事を野菜から考えています。栄養素で言えばビタミンやミネラル、食物繊維などから考えている、ということです。

これらの栄養素を先に考えていれば、Part1で述べた「食べるときの順番」も、当然のように野菜から先に食べることができます。

空腹感からの過食を避けて、不足しがちな栄養素を補給できるとともに、食物繊維によって過剰な糖分や脂質の吸収を防ぐこともできるので、突然死からはもっとも遠い位置に立っている、と言えるのです。

もっとも望ましい順番はこれ！

オススメのルートは、サラダ売り場にまず向かい、今日はどのサラダを食べるかを

73　「健康的な外食」賢い選び方！

揚げ物売り場に直行は NG !

最初に検討します。

それを決めたうえで、次にタンパク質の供給源としてどのおかずを食べるか、お惣菜コーナーに向かって考えます。

このとき、摂りすぎると体に悪い「オメガ6系」の油で揚げている可能性が高く、そもそも脂質の過剰摂取にもつながる**揚げ物は極力避けるよう意識します。**

そうしておかずも決めたうえで、当日の運動量や夜の食事の予定などを考え、「まだ足りない」と感じたときにだけ、主食の売り場に向かうのです。

これからは、このように考えながら食品を選んでいけば、食事に対する習慣や意識全体をよりよい方向に変えていくのも簡単なはずです。

これを逆回りにしたら、最後に野菜を選ぶことになり、「食べきれないかもしれないから今日はサラダはやめておこう」となってしまいます。

当然ながら栄養バランスは悪くなり、生活習慣病が悪化して突然死の扉も日ごとに近づいてくる、となるわけです。

今日からあなたも、最初にサラダ売り場に向かおう！

Q12

ごはんは
「温めますか?」
「そのままですか?」

糖質を多く含む主食の米やパン、麺類などは健康のために減らしたほうがよい、とは言っても、完全に糖質を避けられるわけではありません。そもそも、これも先述したように過剰な糖質制限は、かえって健康を害する恐れがあります。

ある程度は白米などの炭水化物も食べるほうが望ましいのですが、「今日はちょっと食べすぎかな?」と感じるような場合には、**白米などを食べてもその悪影響を小さくできるちょっとしたコツ**がありますから、それを活用してください。

それは、**米主体の食べ物は冷たいまま食べることです。**

米などに含まれる炭水化物の主体は「デンプン」ですが、このデンプンには人の消化器官で吸収されやすいものと、吸収されにくいものの2種類があります。

消化されやすいほうのデンプンは、小腸で速やかに「ブドウ糖」に分解されて吸収されるので、すぐに血糖値が上昇します。すると、血糖値を下げるために膵臓からインスリンが分泌されますが、**インスリンには血糖値を下げるほかに脂質を溜め込む働きもある**のです。

したがって、消化されやすいでんぷんを過剰に摂取することは、糖尿病やその予備軍の人のみならず、肥満になりたくない人にとっても危険なことなのです。

食後の血糖値の急激な上昇を繰り返すことは、動脈硬化の進行を早めて脳卒中や心筋梗塞の原因にもなるので、突然死を避けたいのであれば、できれば避けるべきでしょう。

77　「健康的な外食」賢い選び方！

■ ダイエットの味方！　「レジスタントスターチ」

一方、難消化性のほうのデンプンは「レジスタントスターチ」と呼ばれます。

レジスタントスターチは小腸で消化されにくく、大腸まで届いて腸内細菌のエサとなります。**空腹感は解消してくれるのに、血糖値の急激な上昇は起こさせず、腸内環境を改善する効果まで期待できるのです。**

インスリンの過剰な分泌も起きにくいので、内臓脂肪の蓄積や、肝臓に脂肪が溜まる脂肪肝の予防にも役立ちます。

このレジスタントスターチには、**デンプンを加熱したあとに冷やすことでその割合が増え、冷えていたものを温めると、その割合が減ってしまう**という特徴があります。

健康によい働きをするレジスタントスターチをより多く摂取するには、コンビニのおにぎりなどはあえて温めず、**冷えたまま食べたほうがよい**のです。

突然死の予防のためには、炭水化物は温かいものより冷たいものを選びましょう。

冷えたごはんに
レジスタントスターチは
多く含まれる

レジスタントスターチが含まれるのはお米に限らず、ジャガイモや全粒のライ麦などにも多く含まれています。これらの材料が主体になっている主食やおかずであれば、同じ方法で糖質の悪影響を抑えることができるでしょう。

なお、小麦にもレジスタントスターチは含まれていますが、その量が少ないため、**小麦主体の食品の場合には、冷やして食べてもそれほど大きな効果は期待できない**ようです。

A 米などの主食を食べたくなったときには、冷たいまま食べると悪影響を最小限に抑えられる！

Q13

外食時、「マナーよく残さず食べる人」
「もったいないけど一部を残す人」
長生きできるのはどっち？

外での食事に限りませんが、これも、医学的な視点から見ると理屈に合わない食事のマナーについての話です。

礼儀から言えば、出されたものは残さず食べるのが正しいとされます。

いわゆる「もったいない精神」から言っても、頼んだからには、出てきたものは全部食べるべきだとされています。

しかし、一般に濃い味つけがなされている外食では、塩分を控えるために漬け物や

80

おかずの一部、あるいは味噌汁などの汁物の一部を残したほうが、高血圧予防のため　には望ましい場合が多々あります。

また、糖質を減らすために、主食のごはんなどを半分だけ残すなどの手法は、大変　有益なものでもあります。

ですから、たとえ礼儀には反したとしても、外食時にも自分の都合に合わせて一部　を残す人のほうが、各種の生活習慣病を発症しにくく、ひいては突然死も予防しやす　い、ということが言えるでしょう。

この点についての現実的な対応策としては、外食する際にはできるだけ「定食形　式」の店を選ぶ、ということがまず挙げられます。

うどんやカレー、牛丼などの1点ものの食事が出されるお店では、気がひけてなか　なか一部を残すことができないという人も多いでしょう。料理がいくつかの小皿に分　かれている定食形式のお店を選んだほうが、心理的にも一部を残しやすいのです。

そのうえで、最初から必要がないと思っている食品については、注文時に省くよう　に言ったり、ごはんの量を減らすように頼んだりすれば、外食であっても無理なく栄

81　「健康的な外食」賢い選び方！

外食ではあらかじめ
「ごはんを少なくする」と Good！

ごはんは少なめで

養バランスの調節ができます。
もちろん、カレーやうどんなどの1品料理をどうしても食べたいときもあるでしょうから、それはそれで食べればよいのです。
ただ、その頻度は少なめに、たまに行く程度にするのがよいでしょう。

A 勇気を持って残すほうが体にはよい。定食形式なら比較的残しやすいし、最初から個別の注文もできる！

Q 14

お酒を飲む前に飲む。
「ウコン」
「牛乳」
悪酔いしないのはどっち?

世のサラリーマン諸氏の多くには、飲み会の前にウコンを飲めば、悪酔いや二日酔いをしにくくなる、というのはすでに常識の一部となっているようです。

しかし、実はこのウコンの二日酔い防止の効能は、必ずしも科学的に証明されているわけではありません。

同じことは、シジミ汁などについても言えます。

83 「健康的な外食」賢い選び方!

どちらかと言えば、**これらは「おまじないグッズ」に近いものだと、私などは思っ**ています。

そして、単に効果がないだけならそれはそれでよい（？）のですが、ウコンやシジミ汁を飲むことが免罪符となり、往々にして飲みすぎてしまうほうが大問題です。

「百薬の長」とも言うように、**お酒は適量であればむしろ健康によい影響を与えます。**全身の血行を促進しますから、とくに突然死に直結する心筋梗塞や脳卒中などは、むしろ減らす効果さえあることが確認されています。

しかし、それはあくまで適量を守れば、の話。ウコンやシジミ汁を免罪符にしてしまうと、適量などはあっという間にとおりすぎ、過剰なアルコール摂取が習慣になりやすいのです。

適量を超えた過剰な飲酒は、一転、さまざまな病の元凶となります。

肝機能にダメージを与え、各種の生活習慣病やがん、アルコール依存症や重大な血管事故などの遠因となっていきます。

いずれにしても、お酒は節度を持って楽しまなければならないのですが、もし事前に飲むのであれば、**むしろ牛乳を飲むことをオススメします。**

宴会に向かう前にコンビニなどで小パックの牛乳を飲めば、胃腸からのアルコールの吸収を空腹の状態よりも少し緩やかにしてくれる効果が期待できるからです。

ただし、牛乳の二日酔い予防効果にも、確たる根拠となるデータはありません。

仕事柄、お酒を飲まざるをえないというサラリーマン諸氏には、大量のお酒から身を守ってくれる都合のよい方法など、どこにもないのだということを、決して忘れないでほしいと願います。それを肝に銘じ、適量の飲酒を長期的な習慣にできれば、生活習慣病や突然死を予防する効果も見込めるでしょう。

なお、健康にお酒を飲み続けるには、**適度な休肝日を設けることも必須**です。

酒は飲んでも飲まれるな。

適量を守って、むしろ薬としてください。

A
ウコンやシジミ汁が二日酔いを防ぐという証拠はまだない！　牛乳がむしろいい！

85　「健康的な外食」賢い選び方！

Q15

居酒屋で
「フライドポテト」「鶏の唐揚げ」
つまみを頼むならどっち?

お酒については、前述したように適量を守ることが何より大切です。休肝日を設けたうえで適量を守っていれば、健康を増進して突然死を防いでくれるでしょう。

お酒の種類については、ビールや日本酒などの発酵酒より、焼酎やウイスキーなどの蒸留酒のほうが糖質が少ないとか、ワインにはブドウの栄養素が含まれているので健康によい効果が期待できるなど、気にしようと思えばいくらでもできます。ただ、それよりも**「適量かどうか」**のほうが、みなさんの体にはずっと大きな影響を与える

でしょう。

それぞれのお酒の適量はおおよそ次のとおりです。

ここで再確認しておいてください。

・日本酒（清酒、純米酒）……男性‥1合／女性‥0・5合

・ビール……男性‥中びん1本／女性‥中びん0・5本

・焼酎……男性‥0・6合／女性‥0・3合

・赤ワイン……男性‥グラス2杯／女性‥グラス1杯

・白ワイン……男性‥グラス2杯／女性‥グラス1杯

・ウイスキー、ブランデー……男性‥ダブル1杯／女性‥ダブル0・5杯

【厚生労働省「健康日本21‥アルコール‥目標値のまとめ」より計算】

そして、お酒に関してはもうふたつ、大変重要な注意点があります。

① 体によいつまみを選ぶこと。

87 「健康的な外食」賢い選び方！

②それを食べすぎないことです。

居酒屋などのつまみには、喉が乾いてお酒が進むように、塩分をたっぷり含んだ塩辛い料理が用意されているケースが少なくありません。また、脂質が多く含まれた揚げ物のレパートリーも豊富です。

お酒を飲むと食欲も強まるので、こうした栄養バランスの悪い食品を食べすぎてしまいがち。適量を守っているのであれば、**お酒そのものの害より、むしろこうしたつまみによる害のほうがよっぽど大きなもの**だと私は思っています。

つまみを選ぶときには、まずはあまりに**塩分や脂質が多すぎるものを避けましょう。**塩辛やカラスミなどにはびっくりするほど塩が入っていますし、明太子も要注意です。フライドポテトや鶏の唐揚げなどの揚げ物もできるだけ避け、刺し身の盛り合わせや焼き魚などの**魚系のつまみ**、あるいは枝豆や冷奴などの**大豆系のつまみ**、さらには、どのお店にも必ず用意されている**各種のサラダ**を代わりに頼みましょう。

ただし、なんとなく今日は揚げ物が食べたい、という日もあるでしょう。

88

そういった日には「糖質＋脂質」のフライドポテトではなく、「タンパク質＋脂質」でまだしも栄養バランスがよい、鶏の唐揚げのほうを選ぶことをオススメします。

鶏の唐揚げにサラダを合わせて食べれば、食物繊維も摂れるので、一応の栄養バランスは整います。

とはいえ脂質がかなり多いですから、食べすぎてはいけませんし、衣は残すという手もあります。

■ 糖質たっぷり「サラダもどき」に注意！

また、野菜を補充するためにサラダ系のつまみを頼むときには、糖質いっぱいの「サラダもどき」ではないかも要チェックです。

ポテトサラダやマカロニサラダは、主原料はジャガイモや小麦で、どちらも糖質をたっぷり含みます。

多少の食物繊維は摂れますが、どちらかと言えば健康には悪影響のほうが大きいで

しょう。むしろグリーンサラダや海藻サラダ、大根サラダ、ゴボウサラダなどを選ぶようにしてください。

そして、サラダを選ぶ際には、**脂質が多いドレッシングがかかりすぎていないかも、**しっかりチェックします。

とくにシーザーサラダは、野菜のバランスはよいのですが、ドレッシングをかけすぎているお店がよくあります。野菜ではなくドレッシングを食べているような気さえすることもあるので、注文前には必ず確認するようにしましょう。

ドレッシングはサラダにかけず、容器や小皿に入れて別に持ってきてもらうよう、あらかじめ頼んでおいてもいいですね。こうすれば、自分たちで分量を調節できます。

蒸し野菜の盛り合わせなども一見体によさそうですが、レンコンやイモ類、カボチャなどの根菜類が中心の組み合わせの場合は、含まれている糖質が意外に多いです。

むしろ野菜スティックなどを選ぶことをお勧めします。

そして、乾き物が好きな方の場合には、イカをそのまま乾燥させた**あたりめがイチ**オシのつまみでしょう。

イカやタコは糖質もほとんど含みませんし、体によい「オメガ3系」の不飽和脂肪

90

酸や、血圧低下や肝機能向上の効果が期待される「タウリン」も含みます。しっかり噛まないと食べられませんので、食べるペースをゆっくりにする意味でも最高のつまみと言えます。

糖質が多い〝柿の種〟が含まれる柿ピーや、塩分が多めのチーズ鱈などを選ぶより、こうした素材そのものを味わうつまみのほうが、総じて健康状態をよくしたり、悪い影響を緩和してくれたりするものです。

A 問題の二択なら、糖質量が少ない鶏の唐揚げが正解。ただし、野菜を一緒に食べて栄養バランスを整えること。どんなつまみも、決して食べすぎてはいけません！

91 「健康的な外食」賢い選び方！

Q 16

ワインのおつまみ
「ミックスナッツ」「ドライフルーツ」
頼むならどっち？

ワインやリキュールに合わせる洋食系のつまみではどうでしょうか？

ここに示した二択であれば、**ミックスナッツのほうが断然オススメ**です。

なぜなら、**ドライフルーツには想像以上に多くの糖分が含まれている**からです。

ドライフルーツをつくる過程では、そのままでも十分に甘い各種のフルーツを、乾燥させることでギュッと小さく縮めています。そのため、そこに含まれている糖分も、ギュッと濃縮されているのです。

92

ふだん、マンゴーやパイナップルなどを一度に2個も3個も食べることはまずないでしょう。しかしドライフルーツになっていると、いつの間にかそれくらいの量を食べてしまっている場合があります。

糖質たっぷりの食品ですから、食べすぎると血糖値を急激に上げ、血管を傷めつけて突然死をも引き寄せかねません。大変危険な食べ物なのです。

また、ミックスナッツに含まれている各種のナッツには、血管に優しい効能を持つものがいくつもあります。これも、ミックスナッツをオススメできる要因となります。

なかでも、**最近人気が急上昇中なのがクルミで、魚の油やエゴマ油、アマニ油などと同じ「オメガ3系」の不飽和脂肪酸が豊富に含まれています。**

脂質の摂取量全体のうち、この脂肪酸の割合を増やせば血管事故が減ると考えられていますから、突然死予防に役立つ食品と言えます。

ほかにも、アーモンドには抗酸化作用の強い「ビタミンE」や脂肪燃焼効果が高い「ビタミンB2」が豊富ですし、ピーナッツにはオリーブ油などと同じ「オメガ9系」の油が多く含まれ、血中のコレステロール代謝を助けてくれます。

93　「健康的な外食」賢い選び方！

ピスタチオには「カリウム」や「ビタミンB1」、マカダミアナッツやカシューナッツにはさまざまな栄養素がバランスよく含まれていて、どのナッツにもなんらかの健康効果が期待できます。

いずれも、**カロリーは高いので食べすぎは禁物**ですが、少量であれば、最高のつまみになるでしょう。

もちろん、つまみではなく仕事どきのコーヒーブレイクのお供としても最適です。

ちなみに、チーズの盛り合わせなどもよい選択ですが、こちらは**塩分が多いので**、**これも少量に留めることが必須です。**

A
クルミなどのナッツ類は、食べすぎなければ健康にとてもよい。ドライフルーツは糖分が多すぎる！

94

Part 3

老いない・太らない・病気にならない

血管にやさしい「24時間の過ごし方」

Q17

朝の目覚ましアラーム
「大音量で一気に起きる」
「スヌーズ機能でのんびり起きる」
血管にいいのはどっち?

ここからは、日々の暮らしのなかで気をつけるべき、さまざまな生活習慣について見ていきましょう。朝起きてから夜眠るまでの時系列に沿って確認していきます。

早速ですが、朝の目覚めの時間帯は、「突然死を予防する」という意味では1日のなかでもとくに重要な時間帯です。

なぜなら、自律神経が副交感神経系が優位な状態から、交感神経系が優位な状態へと切り替わる時間帯が朝だからです。

これだけでは意味がわからないでしょうから、少し詳しく説明しましょう。

私たちの神経系のうち、意識的に動かしたりしなくても勝手に自分で動いてくれる神経系のことを、とくに「自律神経」と言います。

たとえば心臓の拍動や体温・血圧の調節、胃や腸による消化活動、発汗、瞬き、呼吸などの動き・働きは、手や足を動かすのとは違って、とくに意識しなくても体が勝手に行ってくれます。これらの動きや働きをコントロールしているのが自律神経です。

そして、自律神経はさらに、全身の覚醒や緊張を促す「交感神経系」と、逆に全身にリラックスを促す「副交感神経系」とに分けられます。

少々込み入っているので、99ページに図も掲載しておきます。

さて、この交感神経系と副交感神経系のふたつは、活発に活動しているときには交感神経系が優位に、休息しているときや睡眠中には副交感神経系が優位にと、交互に優位な神経系を切り替えながら、私たちの体が正常に機能するように常に働いてくれています。

そして朝の目覚めの時間帯は、このうちの副交感神経系が優位な睡眠状態から、交

97　血管にやさしい「24時間の過ごし方」

感神経系が優位な状態へと切り替わり、日中の活動に備えて全身を覚醒させていく不安定なタイミングにあたるのです。

図にもあるように、交感神経系が優位な状態では、**心拍数が増え、血圧は収縮し、全身の血圧が上がります。**

これは、日中の活動に備えて全身の細胞に、酸素や栄養をよりスムーズにいきわたらせるための働きですが、生活習慣病や加齢によってすでに血管が傷んでしまっている人の場合、この働きがかえって悲劇を呼び寄せることがあります。

血圧が上がれば、血管の内壁にかかる圧力や摩擦力が強くなります。すると動脈硬化の進んでいるところに傷がついて血栓（血の固まり）ができたり、血管の壁が破れたりしやすいのです。

実際に朝起きてから数時間のあいだは、医師のあいだでは「魔の時間帯」とも呼ばれています。**脳卒中や心筋梗塞を引き起こしてしまう患者さんが増えるとされている**からです。

このただでさえ危ない時間帯に、大音量での目覚ましはさらなる「爆弾」となりか

98

交感神経系と副交感神経系の働き

自律神経

交感神経系

- 瞳孔を拡大させる
- 唾液を減らす
- 器官を広げる
- **心拍数を増やす**
- **血圧を上げる**
- **血管を収縮させる**
- 胃腸の働きを抑える

全身を緊張させる

副交感神経系

- 瞳孔を縮小させる
- 唾液を増やす
- 器官を狭くする
- **心拍数を減らす**
- **血圧を下げる**
- **血管を拡張させる**
- 胃腸の働きを活発にする

全身をリラックスさせる

ねません。ぐっすりと眠っていたところに大音量の目覚ましが鳴り響くと、私たちの体は想定外の刺激に対応するため、睡眠中の副交感神経系優位の状態から、急激に体を覚醒させようとします。**交感神経系が一気に緊張し、血管の収縮や心拍の上昇、血圧の上昇などが急速に行なわれる**のです。

脳卒中や心筋梗塞など、突然死のきっかけともなりかねないでしょう。

そうではなく、目覚まし時計には最初は小さな音から、時間をかけて少しずつ音量が大きくなっていくスヌーズ機能を使うのがオススメです。

この方法であれば、私たちの体も時間をかけて少しずつ覚醒していけます。副交感神経系が優位な状態から、交感神経系が優位な状態へと、自律神経がスムーズに切り替わっていく助けにもなるでしょう。

A
目覚まし時計では、スヌーズ機能を使うべし！

Q 18

布団は
「起きたらすぐに片づける」
「しばらく放ったらかし」
避けたほうがよいのはどっち?

Q18も、前項と同じポイントに注意すれば自ずと答えは出てきます。

正解は、「しばらく放ったらかしてから畳む」ほうが突然死はしにくい、です。

布団一式を畳み、押し入れに収納するというのは意外に重労働です。

布団のように重いものを持ち上げる動きでは、体にぐっと力を入れるので筋肉が膨らみ、その分、血管が収縮して一時的に血圧が上がります。

101　血管にやさしい「24時間の過ごし方」

布団の上げ下げは意外と血管に負担がかかる！

前述したように、目を覚まして寝床から起きたタイミングというのは、ただでさえ自律神経が副交感神経系から交感神経系へと切り替わる不安定なタイミングです。

何もしなくても自然に血圧が上がっていくのに、そこへ重い運動で負荷をかけ、さらに血圧を上げてしまうのは危険な行為です。

ものすごく若いうちならともかく、高齢になってからではとてもオススメできませんし、たとえ30代、40代の方であっても、すでに生活習慣病を抱える患者さんや、その予備軍の方であれば注意が必要でしょう。

102

きちんとした生活習慣としたらイマイチでも、目を覚ましてすぐには布団は畳まず、しばらくは放ったらかしにしてしまいましょう。

睡眠中に布団が吸い込んだ湿気をそうして乾燥させてから、おもむろに畳み始めるほうが血管にも優しいですし、カビやダニの繁殖を避ける意味でも望ましいはずです。

ご存じのとおり、カビやダニの繁殖はアレルギー症状の発症にもつながります。

起きてからしばらく時間が経ってからであれば、すでに自律神経も交感神経系が安定的に優位になっています。

布団を押し入れへと収納する重労働への「体の準備」もできていますから、多少見た目は悪くとも、使った布団はしばらく放っておくのが突然死を防ぐ習慣となるのです。

A
危険な朝の時間帯には、布団を片づけるという重労働はできれば避けたい。畳むのはしばらく乾かしてから！

103　血管にやさしい「24時間の過ごし方」

Q 19

男性陣の朝のトイレ
「立ってする」「座ってする」
あなたの選択はどっち？

さまざまな調査によると、すでに日本の成人男性の半数近くは、洋式トイレでの小便を座ってするようになっているようです。

とくに既婚者ではその割合が大きく、3分の2近くの既婚男性は座ってしている、という結果が出た調査もあります。

その背景には、水はねによってトイレを汚すことを嫌う、奥さま方の強いプレッシャーがあるのは想像に難くありません。

しかし、実は突然死や思わぬケガの予防という観点からも、男性陣の朝のトイレは立ってするよりは座ってするほうがよいのです。

排尿をしているとき、私たちの体では血圧が下がります。たとえそうであっても、ふだんはとくに何も感じないことが多いのですが、たまた体調が悪かったり、何かのバランスが崩れていたりすると、排尿での血圧低下をきっかけとして意識を失ってしまう場合があります。

これを「排尿失神」と言うのですが、このとき、立って排尿していると転倒してしまうのです。

座って排尿していれば、失神しても大きなケガをすることはあまりありません。

しかし、立った状態から失神すると、受け身をとれないので重量のある頭部を床などに打ちつけ、大きなケガをしてしまうケースがあります。

成人の頭部は、おおよそ体重の8～10％の重さがあります。体重50キログラムの人では、5キログラム程度です。

立った姿勢から失神すると、この5キログラムの物体が1メートル以上の高さから

105　血管にやさしい「24時間の過ごし方」

自由落下に近い形で落下することになります。

転倒時の姿勢や床の材質などによっても衝撃の大きさは随分変わりますが、ざっくり計算すると、頭部に100キログラム以上の衝撃がかかることも、十分ありうることがわかります。これだけの衝撃を受ければ、下手をすると頭部や脳内の血管に出血が起こる危険性があるでしょう。すなわち、脳出血やクモ膜下出血です。

対応を誤れば、突然死する可能性もある大変危険な病気です。

また、高齢の方であれば、転倒時に頭部以外の手足や腰の骨を折ってしまうことも心配です。高齢になってからの脚部や腰部の骨折は、寝たきりの直接の原因となることも少なくないからです。

■「ちょいモレ」にも効果⁉

さらに言えば、男性の体の構造上、**立ってするよりも座って排尿したほうが、残尿しにくい**とも言われています。

106

「トイレは座って！」が安全

加齢にともなって尿の勢いやキレが悪くなってきたとき、意地を張って立って排尿し続けていると、残尿でズボンを汚してしまう危険性が高まってしまうのです。

こうした諸事情を考えれば、朝に限らず洋式便器には座ってことをすますのが、男性陣にとってのより安全な習慣と言えそうです。どうも、この設問については、奥さま方の喜びの声が聞こえてきそうな結論となったようです。

A 和式・洋式を問わず、立っての排尿には失神のリスクがある。座るときには座ったほうが安全です！

Q 20
朝の洗顔と歯磨き
「冷水」
「ぬるま湯」どっちがいい？

これは、とくに寒い時期には気をつけたいポイントです。

冷たいものに体が触れたときの刺激を**「寒冷刺激」**と言います。

この寒冷刺激を受けると、私たちの体では交感神経系が緊張し、血流を増やして体温を上げる反応をします。冷えた体を温めるための反応ですが、このとき、**同時に血圧も上がってしまいます。**

すでに何度も述べているように、朝は自律神経が不安定な時間帯です。

108

副交感神経系から交感神経系への切り替えで、自然に血圧が上がっていくため、何もしなくてもリスクが高まっています。そんなときに、急な寒冷刺激でさらに血圧を高めてしまっては、いつかは重大な血管事故を引き起こしかねません。

とくに冬場は、布団のなかと部屋の気温とが大きく違うため、ただでさえ体は寒冷刺激による負荷を受けています。そこに、さらに冷水による洗顔や歯磨きまでして血管を傷めつけるのは、爆弾の周りで毎日火遊びをしているようなものでしょう。

ずっと危険なことを続けていれば、いつか事故が起こる確率は日に日に高まります。

もちろん、何も事故を起こさずに人生を終えられる人も多いでしょうが、集団として見れば、突然死したり血管事故を起こしたりしてしまう人の数は確実に増えます。

寒い時期はとくに注意して、また、できれば暑い時期にも共通して、**朝の洗顔や歯磨きはぬるま湯で行なうよう意識したい**ものです。ぬるま湯であれば、寒冷刺激で血圧を上げることはありませんから、血管をいたわることができます。

なお、逆に熱すぎるお湯は、これも**「熱刺激」**となって血圧を高めてしまいますから、ぬるま湯を使うようにしてください。

気温の差は大きなストレスに！

寒い時期は羽織るものを用意！

ちなみにこの理屈を知っていれば、一部の人に健康法として人気がある**「朝イチの冷水シャワー」**が、大変危険な習慣であることも容易に想像がつくでしょう。

確かにスッキリと覚醒することはできるでしょうし、冷えた体温を上げるために代謝が活発になるという点では、肥満防止の効果もあるのかもしれません。しかし、全身に急激な寒冷刺激を与える習慣であるため、**冷水シャワーの最中には血圧の急上昇が起こっています。**

加齢によって動脈硬化が進んでしまって

いる高齢者はもちろん、各種の生活習慣病を抱えている人や、その予備軍の方が実践したとしたら、さながら毎朝、ロシアンルーレットをしているようなものだと私は思います。

そもそも寒い時期には、シャワーを浴びるために朝から裸になること自体、危険ですからできれば避けましょう。

どうしても朝に浴びたいのであれば、ふつうに温かいお湯のシャワーを浴びるようにしたほうが、よほど健康になれると思います。

さらには、**寒い時期には床につく際にあらかじめ手近に羽織るものを置いておき、朝起きて洗面所に向かうときには、それを羽織ってから向かうようにしましょう。**

これだけでも朝の寒冷刺激を減らすことができ、突然死の危険性を小さくできます。

A
冷水には「寒冷刺激」のリスクあり。ぬるま湯を使うようにしましょう！
また、寒い時期は起きたらすぐに温かい格好をしてリスクを減らそう！

111　血管にやさしい「24時間の過ごし方」

Q21

ネクタイ、ベルトは
「キッチリ締める」
「ちょっぴり緩めのダラダラ」
望ましいのはどっち?

これも血圧についての話です。血圧は、体を締めつけることでも上がります。

たとえば体調が悪い人が病院に運び込まれると、医師はまずその人が着ている服の襟元を緩めるよう、看護師さんに指示します。これなどは、往々にして患者さんの血圧を下げる意図もあって行っている指示なのです。

服の襟元を緩める程度でも、十分に血圧を下げる効果がある、というわけです。ということで、男性であればネクタイやベルト、女性であれば胸元を強調するためのき

112

つい下着などは、とくに自律神経の状態が不安定な朝の時間帯には、できれば避けたほうがよい服装となります。

とはいえ、実際にはなかなかノーネクタイやノーブラにするわけにはいきません。

朝のうちは、あまりキリッと体を締めつけないようにネクタイやベルトは緩めにしておくとか、ブラのホックはひとつ緩いところにかけておくなどの工夫が有効でしょう。

職場に出社して、自律神経が完全に交感神経系優位に切り替わって安定したら、ネクタイを締めるなり、更衣室で下着をきちんと直すなりすればよいのです。

ただし、昼間の活動時間帯でも、体を締めつければそれだけ血圧が上昇するのは変わりません。そのため、あまりきつく締めつけるのはよくありませんし、長時間締めつけ続けるのはもっとよくありません。締めつけるにしても圧迫感がない程度にして、休憩時間などにはこまめに緩めるよう意識しましょう。

> **A**
>
> とくに朝のうちは、少し緩めに着るほうがいい。昼間も長時間締めつけ続けるのは避けること！

113　血管にやさしい「24時間の過ごし方」

Q 22

電車通勤

「足を横に開いて立つ」
「足を縦に開いて立つ」
いつものあなたはどっち？

身だしなみを整えたら、次は出勤ですね。読者の多くは電車通勤をされていると思いますが、電車のなかで過ごす時間についても、より健康的なものにするためのコツがいくつかあります。ここではそれを説明しましょう。

まず、運よく座れる座席があるときに、座るべきか立ったままでいるべきか、という頻繁に直面する選択があるでしょう。

114

これについては、その日の体調が悪かったり、足腰に痛みがあるなどの理由がないのであれば、基本的には立ったままでいるほうが体にはよい選択となります。

最近の研究で、**人間は1日のうちで座っている時間が長ければ長いほど、肥満や糖尿病になりやすくなり、脳や心臓の血管病やがんの発症リスクまで高くなることが判明しています。**

結果として、座っている時間が長い人の寿命は、短くなる可能性もあるとのこと。

おそらくこれは、運動不足や下肢（足）の血流の停滞との関連からきているのでしょう。

そこで、座っている時間を少しでも短くすれば、その分、体を動かすことにつながります。

電車のなかで立っているだけであっても、揺れに耐えながら自分の体重を足腰で支えている、という意味では「軽い運動」と言えなくもありません。

ですから、立つ元気があるときには、立ったままでいるほうがオススメなのです。

ただし、加齢による変形性関節症（へんけいせいかんせつしょう）などを抱えていて、立ったままでいると症状が悪

115　血管にやさしい「24時間の過ごし方」

化するような恐れがあるときには、ためらわずに座ったほうが体にもよいことは言う
までもありません。

過ぎたるは及ばざるが如し、何ごとも臨機応変が大切です。

通勤電車の意外なストレス源とは？

また、私が電車に乗る際には、電車に乗り込んだらドアのすぐ近くには立たず、で
きるだけ車輌の奥のほうまで入り込むようにもしています。

これは、ドアの近くは電車が停車するたびに乗客が乗り降りし、精神的に落ち着か
ないためです。

各停車駅での乗り降りの際、電車が混んでいるとドアの近くでは他の乗客と肩がぶ
つかったり、体を押されたりします。こうした**他者との予期せぬ体の接触は、私たち
に意外に大きな心理的ストレスを与えています。**

ストレスは、多すぎると交感神経系を過剰に緊張させてしまいます。血圧の上昇な

116

どにもつながりますから、ドアの周辺に比べれば多少はそうした接触を減らすことができる、車輌の奥にまで入り込むほうがよいのです。

そして、奥まで入りこんだ位置では、しっかりと吊り革をつかみ、急な停車などで転倒しないように気をつけます。

そのうえで、**足は肩幅程度に左右に開いた位置から、さらに前後に縦方向に開き、足の筋肉にかかる負荷を意識しながら立つよう**にしています。

一般的には、窓から外の景色を見ながら、足を横方向に開いて立つ人が多いと思いますが、この方向と足の開き方では、電車が揺れたとき主に体の側面に負荷がかかり、筋肉をあまり動かせません。運動量も、それほど大きなものにはなりません。

一方で、縦に足を開くことによって、電車が揺れた際にふくらはぎやすねにある大きな筋肉に負荷をかけられます。

揺れに合わせて片足ずつ少しかかとを浮かせるようにすれば、運動量はより大きくなるでしょう。

ふくらはぎの筋肉には、収縮と開放を繰り返すことで心臓から遠くにある下肢の血

電車で筋トレ！

液を、重力に逆らって心臓まで押し戻す助けをする働きもあります。

前後の揺れに耐えることは、このふくらはぎの筋肉を繰り返し収縮させて血管をマッサージすることにもなり、下肢の血行を促進するのです。

血行とは血液の流れのことですが、より多くの血液が血管のなかを流れると、それによって血管の内皮細胞から「一酸化窒素（NO）」という物質が分泌されます。この物質には、**固くなった血管を柔らかくする効果**もありますから、突然死を引き起こす脳卒中や心筋梗塞を防ぎ、血管を若返らせる効果も大いに期待できるのです。

A 電車では足を縦方向に開き、ふくらはぎの収縮を意識しながら立って過ごすとよい。立つ位置にも要注意！

119　血管にやさしい「24時間の過ごし方」

Q23

「競争心が強い人」
「競争心がまったくない人」
血管事故を起こしやすいのはどっち？

職場に着いたら、仕事への向き合い方についても気をつけてください。

これはその人の性格とも関係するので、必ずしも「生活習慣」とは言えないのですが、**仕事との向き合い方において心筋梗塞や脳卒中などの重大な血管事故を起こしやすいタイプの人と、そうではないタイプの人がいる**ことが判明しているからです。

血管事故を起こしやすいのは、強い目標意識や競争心を持ち、仕事であれ私生活であれトップをとらなければ気がすまないような人です。

120

同時に多くの仕事を処理しようとし、イラッとくることがあれば誰はばかることなく、その苛立ちを言葉や態度に表します。話すスピードや食事のスピードも速く、他者に対して頻繁に挑発的な態度をとる反面、相手からの攻撃を過剰に警戒する側面もあります。要するに、**短気でせっかちな人**ですね。

こうした行動パターンを、医学的には「**A型行動パターン**」とか「**A型性格**」などと言いますが、さまざまな調査で**ほかのタイプの人よりもストレスを溜めやすいこと**がわかっています。

ストレスは、適度であれば生活にハリをもたらしてくれるため、まったくないよりは多少はあったほうがよいものです。しかし、溜まりすぎると交感神経系の緊張を慢性化させてしまいます。その結果、血圧の上昇を招きます。高血圧は心筋梗塞や脳卒中のきっかけともなりかねないので、相対的に突然死のリスクが高くなるのです。

こういう性格を自覚している人は、カッとなってもすぐに怒りをぶちまけず、その場で深呼吸をしたり、明日に回せる仕事はできるだけ明日に回すようにするなど、**日々の仕事でも意識的にストレスを溜めないよう心がけてください。**

また、休日には仕事のことをきっぱり忘れ、外出や運動をするなどして、上手にス

121　血管にやさしい「24時間の過ごし方」

トレスを解消するよう心がけるとよいと思います。

■ マイペースでのんびり屋さんでも……

そしてさらに、日本人男性にはこのA型行動パターンとはまた違った性格の、血管事故を起こしやすい人たちがいることも判明しています。

それは、「B型行動パターン」とか「B型性格」などと言われる行動パターンの人たちです。

この人たちは、マイペースで競争を避け、他者との優劣にこだわりません。仕事でも、同僚に負けることを気にしないような性格です。

動作も比較的のんびりとしていて、逆境にあってもあまり不平不満を言わず、コツコツと努力することを重視します。

国民性もあってか、日本ではこのB型行動パターンの人が占める割合が多いのですが、実はこの行動パターンの男性は、日本の調査では**A型行動パターンの人よりも心**

ホドホドくらいがちょうどいい！

臓病を起こすリスクが高いとされています。

職場で我慢に我慢を重ねることで、知らず知らずのうちに大きなストレスを溜め込んでしまうケースが多いのでしょう。

こういう性格の人は、自分が我慢することでストレスを溜めていること自体を、あまり自覚していない場合も多いものです。

何か不満があるのであれば、ときにはそれを口にすることも大事なことですから、精神の健康を維持するうえでは必要以上に我慢をしすぎないよう、日ごろから注意するようにしてください。

123　血管にやさしい「24時間の過ごし方」

さて、こうして見てくると、仕事ではトップにしか意味がない、とがんばりすぎる人も突然死の危険性が高いですし、逆にほとんど順位にはこだわらない、と最初から競争を投げてしまっている人も突然死の危険性が高いことがわかります。

とすれば、**無理せずトップ下を狙うくらいのホドホドの競争心を持った人こそが、突然死を防ぐという意味では一番有利なポジション**にいることになるでしょう。

なお、受けた仕事はどうしても完璧にこなしたい、と思ってしまう人は、まずは引き受ける仕事の数を少し減らすような意識して、それらを完璧に行うところから始めてみるのがよいと思います。

A 競争心は、大きすぎても小さすぎても寿命を縮める！

124

Q24

仕事中の尿意!
「すぐにトイレに立つ」
「キリのよいところまで待つ」
どっちのほうが危険?

仕事中には、可能な限りこまめに休憩を挟むよう意識することも大切です。

たとえば設問のトイレについても、より望ましいのは尿意を感じたらトイレを我慢しないことです。

尿意を我慢すると、それだけで血圧が40程度上がる場合があるからです。

40mmHg(ミリエイチジー)もの血圧の上昇は、十分に心筋梗塞や脳卒中などの血管事故のきっかけ

となりうるレベルです。

できれば尿意を感じたら早めにトイレに立って、血圧を上げすぎないように注意しなければなりません。

また、すでに述べたように私たち人間は座っている時間が長いほど、肥満や糖尿病になりやすく、さらに寿命が短くなる傾向があるとされます。

それを避ける意味でも、**仕事中はできるだけこまめに休憩を入れ、ごく短距離でも歩くことで足を動かすよう意識してください。**

とくに用がなくても、15〜30分おきに立ち上がるくらいが調度よい間隔でしょう。

自分でコピーをとったり、コーヒーを入れたり、同僚とも内線で話さずに直接別のフロアまで出向いて話をするようにするなど、工夫しだいでは仕事中でも席から立つ機会を増やせるはずです。

もしそれも難しい職場なら、**椅子に座ったまま足を太ももから上げ下げしたり、かかとだけを上げ下げするなど**して、足の筋肉を動かすよう意識することでも多少は悪

126

影響を軽減できます。

仕事はじっと集中して行うよりも、ちょこまかと落ち着きなく動きながら行うほうが、体にとってはやさしい働き方と言えるのです。

A トイレを我慢すると血圧が大きく上がる。尿意を感じたらすぐにトイレに立ったほうが、糖尿病や肥満を予防するためにも有効です！

Q 25

お風呂に入るときに
「おじさんのように"あ～"と声を出す」
「黙って入る」
どっちがいい？

さあ、1日も終わりに近づいて、仕事から家に帰ってきました。食事もすませておいでしゃ風呂へ入ることになったとき、中年男性的に「あ～」とか「う～」などと声を発しながら湯船に入るのと、何も言わずに息を止めてお湯に入るのと、どちらが体によいでしょうか？

結論から言うと、これは**声を出しながらお湯に入るほうが安全**です。

129　血管にやさしい「24時間の過ごし方」

声を出しながら入ると全身の筋肉がリラックス！

熱いお湯に入るとき、熱さに耐えるためにいきんでお湯に入っていくと、その際にかなり血圧が上がります。

これでは危険なので、**声を出しながら入ることで、全身の筋肉の緊張をほぐす**のです。

このようにすれば、いきみが軽減し、急激な血圧の上昇も防げるので心筋梗塞や脳卒中などの血管事故の発生を防ぐことに役立つと考えられます。

ちなみに、熱すぎるお湯は熱刺激で血圧を上げる働きをするので、**お湯の温度は41度くらいが最適です**。

逆にぬるすぎても体を冷やし、これも危険ですから、やはり41度を基準として考え
てください。

ついでに言えば、お湯に入るときにいきむのと同じく、**トイレでいきむのも血圧を
上げます。** ですからこちらも要注意です。

ふだんから食物繊維の多い野菜や果物を食べるようにし、便秘を防ぐことで、長く
いきむ必要のない快便を心がけるようにしましょう。

A

たとえおじさんっぽくても、女性も声を出しな
がらお湯に入るほうが安全。お湯の温度は41度で！

Q26

入浴

「カラスの行水派」
「ゆったり長風呂派」
危険なのはどっち？

お風呂とトイレは、家庭のなかでの「突然死危険ゾーン」の両巨頭です。

実際、日本全国で入浴中に亡くなる方だけでも、毎年1万7000人程度に上ると推測されています。家のなかで起こる死亡事故の多くは、お風呂とトイレで起きているのです。

ですから、原則としてお風呂やトイレにはあまり長居しないほうが安全です。

君子危うきに近寄らず、というわけです。

132

とくにお風呂に関しては、前項でも指摘した血圧の上昇をきっかけとしての突然死に加え、逆に血圧の低下や脱水、眠気などの要因により突然死の危険性が高まります。

熱い湯に浸かることによって起こる血圧の急上昇は、脳や心臓の血管にダメージを与えて脳卒中や心筋梗塞の引き金になります。

さらに冬の入浴では、脱衣所から洗い場までの寒冷刺激も血圧の急上昇のきっかけになります。

一方、入浴直後から時間が経過すると、体が温まって全身の血管が拡張し、次第に血圧が下がります。さらに発汗による脱水が進めば、血圧の低下に拍車がかかるとともに血栓ができやすくなり、心筋梗塞や脳梗塞のリスクが高まるのです。

入浴によるリラックス効果は、血圧の低下とともに眠気を誘発します。血圧の著しい低下は失神の原因にもなり、このような状況では溺死のリスクが高まります。

うっかり気管支にお湯を吸い込むと、喉頭痙攣（けいれん）を誘発して呼吸困難に陥り突然死することもあります。

お風呂には、このようにさまざまなリスクが存在します。

さっと入って眠気を感じないうちに引き上げてくる「カラスの行水派」のほうが、突然死を防ぐには望ましい選択となるわけです。

ちなみに、**お酒に酔っての入浴も、眠気を感じやすいので大変危険**です。

どうしてもサッパリしたいのであれば、シャワーを浴びるに留めるか、翌朝までは入浴を待ったほうが安全でしょう。

A 長風呂をすると眠くなりやすいので、眠気を感じないうちに引き上げること！　お風呂で眠るのは超危険。

Q 27

「朝、起きたときに水分を補給する人」
「寝る前に水分を補給する人」
間違えているのはどっち？

お風呂に入ったら、あとは寝るだけです。

健康を維持し、同時に突然死を引き起こすさまざまな病気を予防するには、毎日、質の高い睡眠をとるよう意識することも大事な要素のひとつです。

いつも睡眠の質が悪かったり、慢性的な睡眠不足に陥っていたりすると、免疫力が落ちますからさまざまな感染症にかかりやすくなります。

とくに高齢の方は、風邪などの感染症にかかるとこじらせやすく、肺炎になって直

135　血管にやさしい「24時間の過ごし方」

接的に命を脅かすケースが多々あります。要注意と言えるでしょう。

さらに言うと、**睡眠不足は血糖値を下げるインスリンの働きを悪くし、糖尿病を発症させたり悪化させたりもします。**

食事をすると、腸から吸収されたブドウ糖は血液中を運ばれ、全身の細胞内でエネルギーとして使われます。ブドウ糖が細胞内へ吸収される際には、インスリンが重要な働きをしているのですが、睡眠の質が低下するとこのインスリンの働きが低下してしまうのです。

これを「インスリン抵抗性」と呼びますが、近年の国内外の研究によって、**睡眠不足はインスリン抵抗性を高め、糖尿病の発症や悪化にも深く関係している**ことがわかってきたのです。

また、良質な睡眠は日々の生活で溜まったストレスを解消し、自律神経を副交感神経系優位に導くことで血圧を下げる働きもしてくれていますから、**慢性的な睡眠不足では血圧も上がりがちになります。**

高血糖やその結果としての糖尿病、あるいは高血圧は、突然死につながる心筋梗塞

136

や脳卒中を発症させる直接の要因です。　睡眠をしっかりとることは、突然死の予防にまでつながっていくわけです。

◻ 朝までぐっすり眠るコツ

では、具体的にはどんなことに注意すれば、質のよい睡眠を得られるのか？

まずはここから改善してほしいと私が常々思っているのは、**就寝前の過剰な水分摂取を控える**ことです。

一般に、就寝前にはコップ1杯程度の水やお茶を飲んで水分を補給したほうが、睡眠中に血液が水分不足となって、いわゆる「ドロドロ血液」になるのを防げる、と考えている方が多くいます。

しかし、人体にはもともと一定の状態を保とうとする「ホメオスタシス」という働きがありますから、水を飲んだり、逆にちょっと喉が渇いたりしたからといって、すぐに血液中の水分量が大きく変動するわけではありません。

137　血管にやさしい「24時間の過ごし方」

血液がサラサラの状態を維持し、全身の血流を維持することは人体のなかでも生命維持に直結するかなり重要な働きです。そのため、多少体内の水分が少なくなっても、体のほかの部分から水分を補給するなどして、血液中の水分量は一定に維持されるものなのです。

もちろん酷暑の熱帯夜で、熱中症の恐れがあるようなときには、ある程度、ふだんより多めの水分補給を意識すべきでしょう。

しかしそうでないときには、就寝前の水分補給は「ひと口程度」で十分なのです。

逆に、ふだんから就寝前にしっかり水分補給をしてしまうと、睡眠時間中に尿意を感じ、夜間にトイレに行く回数を増やしてしまうというデメリットがあります。

尿意で睡眠を中断するのは、それ自体が前後の睡眠の質を落としたり、メラトニンなどの睡眠中に分泌される睡眠ホルモンの産出を妨げてしまいます。

夜間は気温も下がりますから、温かい布団から冷たいトイレへと向かう際に、大きな温度変化に体がさらされます。それによって血圧は急上昇しますから、心筋梗塞や脳卒中のきっかけとなってしまうことがあるのです。

実際に、夜間のトイレで心筋梗塞や脳卒中を起こすというのは、**救急病院に運び込まれてくる患者さんの「よくあるパターン」のひとつです。**入眠直前の過剰な水分摂取は、突然死につながりかねないこうした危険な状況を呼び寄せやすいのです。**とくに、寒い時期には注意してください。**

どうせ飲むのであれば、むしろ汗をかくことで体内の水分量が大きく減る入浴の前や、**朝起きてからにするほうが得策**でしょう。

朝は、睡眠中の発汗によって想像以上に体内の水分量が減っています。起床後、早い段階で水分補給をすることで、減ってしまった水分を補うことができます。副交感神経系から交感神経系への自律神経の切り替えにより、血圧が上昇してリスクが上がっていくタイミングで、少しでもリスクを下げることにつながるでしょう。ちょっとしたタイミングの違いですが、この程度のことでも突然死の危険を大きく減らすことが可能なのです。

A
就寝前の過剰な水分補給は、夜間のトイレを増やすので突然死のリスクも増やす。飲むのなら入浴前か朝起きてからのほうが望ましい!

139　血管にやさしい「24時間の過ごし方」

Q 28

「毎日、同じ時間に眠る人」
「毎日、同じ時間に起きる人」
どっちのほうが血管にいい？

睡眠に関しては、ほかにもいくつか注意すべきポイントがあります。

たとえば、起きる時間を一定にすべきか、逆に寝る時間を一定にすべきか、どちらのほうが体によいでしょうか？

これについては、**朝、起きる時間を一定にしたほうが、はるかに良質な睡眠を得やすい**ことがわかっています。

私たちの体には、さまざまなリズムを刻む「体内時計」が備わっています。この体

140

内時計は、朝起きて朝日を浴びることでリセットされます。そして夜に眠くなってくるのは、この朝日を浴びて体内時計がリセットされたタイミングから、およそ15時間後と決まっているのです。

そのため、たとえ仕事や私生活でたまたま忙しい日があり、床につく時間が乱れたとしても、朝、同じ時間に起きてさえいれば、その日の夜にはいつもどおりの時間に眠気がやってきてくれます。

眠気に逆らわずに布団に入るようにすれば、比較的スムーズに眠りにつけますので、良質な睡眠時間も得やすい、というわけです。

これは、ときには夜更かしをすることがあっても、朝の起床時間を一定にしておけばそれほど大きな問題にはならない、ということでもありますから、うまく同じ時間に寝つくことができない方などには、朗報と言えるのではないでしょうか？

こうした体内時計と眠気との関係を考えれば、逆に問題となるのは、休みの日だからと朝起きる時間を遅くしたり、就寝する時間に神経質にこだわったりすることです。

朝に起きる時間がいつも乱れていると、体内時計のリズムも一定せず、眠気がやっ

141　血管にやさしい「24時間の過ごし方」

てくる時間が毎日バラバラになってしまいます。

こうした状態ではなかなかよい睡眠をとれませんから、ストレスの増加や高血圧、高血糖、免疫力の低下などを招き、長期的には突然死の危険性を上げてしまうでしょう。

夜中に目が覚めることで、冷たい空気のなかで起きて活動する機会も増え、寒冷刺激による突然死の危険性も高まります。

いわゆる「寝溜め」には、あまり意味がないことも判明していますから、**たとえ休みの日であっても、いつもどおりの時間に起きるほうが体にはよい選択となるのです。**

また、睡眠時間にこだわって、起きる時間から逆算して就寝時間を一定にしようとしても、往々にしてその思惑どおりにはいきません。

どんなに健康でも、ときには目が覚めてなかなか寝つけない日があるものですし、そもそも平均的な睡眠時間にはかなり大きな個人差があります。

年齢によって必要な睡眠量はかなり違い、**高齢になればなるほど必要な睡眠時間はしだいに短くなっていきます。**

142

さまざまな要因によって就寝時間は乱れやすいので、あまりそこにこだわりすぎる
と、なかなか寝つけないことがかえってストレスになりかねません。それによって、
さらに眠れなくなる悪循環に陥ってしまう危険性もあります。

就寝時間や睡眠時間の長短にはあまり神経質にならず、**朝、一定の時間に起きてい
ればそれでよい**、と気楽に考えるようにしましょう。ふだん、**日中に頻繁に眠気を感
じないのであれば、それで十分に睡眠はとれている**ものです。

毎日の睡眠とうまくつき合って、ぜひ、上手に突然死の予防につなげてください。

A

夜に寝る時間を一定にするより、朝に起きる時間を一定にすることを心がける。それによって体内時計のリズムが整い、毎日の安眠にもつながる!

143　血管にやさしい「24時間の過ごし方」

Part
4

「過度な運動」「運動不足」どちらも危険！

「ちょうどいい体の動かし方」教えます！

Q 29

運動するなら
「さわやかな朝」
「夕食後」
突然死を遠ざけるのはどっち？

さまざまな生活習慣病を予防し、突然死につながる脳卒中や心筋梗塞といった重大な血管事故を防ぐためには、**適度な運動を行うことも必要**です。この章では、そうした運動の習慣についての「どっち？」に対し、より望ましい選択肢を示していきたいと思います。

さて、右のQ29の設問は、日々の運動を「いつ」すべきか、という問題です。

146

早速ですがこの二択であれば、その答えは後者、「夕食後にする」のがより望ましい選択となります。

一般的には、朝起きてすぐとか、軽い朝食を摂ったあとの空気もさわやかなうちに、運動をするのが好きだ、という方が少なくないと思います。

しかし、実はそうした朝の運動は、突然死を予防する、という観点からはあまりオススメできるものではありません。

なぜなら、すでに説明したように朝は自律神経が副交感神経系優位の状態から、交感神経系が優位な状態へと切り替わっていく不安定な時間帯だからです。

何もしなくても血圧がしだいに上がっていくタイミングであり、そこに、さらに運動で負荷をかけるのは危険です。運動をすると血流が増え、血圧も上がりますから、すでに血管が傷んでしまっている人では血管事故のきっかけともなりかねないのです。

しかも、朝はまだ気温も上がっていないため、寒い季節などには冷たい空気による**全身への寒冷刺激**も加わります。

朝食の前であれば、**睡眠中の発汗によって軽い脱水の状態になっている場合もある**ので、さらに突然死の危険性は高くなります。

147　「ちょうどいい体の動かし方」教えます!

いろいろな意味で、朝の運動は避けたほうがよいと考えられるのです。

■ 「夜の運動」怖いのは……

逆に、夜暗くなってから運動するのが好きだ、という方もいますね。この場合は、睡眠に向かって全体としては血圧が低下していく時間帯ですから、朝の運動ほどには危険ではありません。しかし、**万が一何かがあった場合に、救助が遅れがちである**というデメリットが存在します。

夜の運動は、騒音の問題もあるので大抵は外で行うことになります。

外での運動中に心筋梗塞や脳卒中で倒れると、運が悪いと朝まで誰も近くをとおらず、治療が早ければ助かっていた人でも手遅れになりやすい、という傾向があるので す。

暗いために交通事故にも遭いやすく、不慮の事故での突然死の可能性を考えると、必ずしもオススメできる運動のタイミングではありません。

148

これが夕方、しかも夕飯後の時間帯であれば、季節にもよりますがまだ多少は明るい時間帯ですから、夜の運動ほどには交通事故のリスクも大きくないでしょう。

帰宅途中の人も大勢いる時間帯ですから、万が一の場合の救助も期待できます。

また、血圧のことを考えても、全体としては睡眠に向けて下がっていくタイミングです。そのため、朝に運動する場合のようなリスクはありません。

さらにはこんなメリットもあります。

夕食は、1日の食事のうちで一番しっかりとした献立になる場合が多いのですが、体内の消化や栄養吸収にかかわるホルモン（ビーマル１）の働きによって、**朝食や昼食に比べると食べたものが脂肪として蓄積されやすい**、という特徴があります。

運動のタイミングを夕食後に合わせれば、夕食で摂取した余分な糖質や脂肪をエネルギーとして燃焼させられるので、**脂肪の蓄積を防いで肥満の予防ができる**というわけです。

しかも、**食後の高血糖を予防する**効果も期待できます。

食後の高血糖は、怖い糖尿病へと私たちを導く危険なワナのひとつです。

149　「ちょうどいい体の動かし方」教えます！

そのため、それを少しでも防ぐことは、突然死予防のためにも非常に重大な意味を持ちます。

さらには夕食に含まれている水分によって、運動時に脱水になるのも防げますし、運動後にお風呂で汗を流しやすく、スムーズに睡眠へとつなげやすいタイミングでもあります。

まだ早い時間帯なので、騒音等をあまり気にせず、屋内での運動もしやすいといったメリットもあります。

このようにさまざまな面を考慮すると、運動は夕方の食後にするというのが一番安全で、かつ無理なく運動ができるタイミングだと、私は考えているのです。

A 朝は血圧が不安定なタイミングなので、運動は危険。夕方、食後に運動するのがベストな選択です！

150

Q 30

「1〜2日おきに、
軽いジョギングをする人」
「毎日筋トレをする人」
望ましいのはどっち?

　前項は「いつ」の話でしたが、Q 30は「どれくらい」、「どんな」運動をすればよいかについての設問です。設問の二択は、前者がいわゆる「有酸素運動」、後者がいわゆる「無酸素運動」にあたるところがポイントです。

　このふたつの運動は、ある程度はどちらも両方必要なものです。

　ただ、さまざまな生活習慣病を予防し、長期的に突然死の危険を遠ざけるためには、有酸素運動を継続的に実践するほうが効果が大きいでしょう。

151　「ちょうどいい体の動かし方」教えます!

有酸素運動とは、ウォーキングや軽いジョギング、エアロビクスや軽い水泳など、持続的に筋肉に軽い負荷をかけていく運動のことです。

息を止めずに運動するため、**体内の脂肪や糖を効率的に燃焼させ、血糖値や中性脂肪値を下げて心筋梗塞などの血管事故を防ぐ効果があります。**

運動中でも息が速くなる程度で、一緒に運動をしている隣の人と会話ができるくらいの負荷です。そのため、「さあ運動するぞ!」と身がまえなくても、**日常生活のなかにとり込みやすいところもメリットでしょう。**

実際に私自身が提唱しているのが、左の図の **「ゾンビ体操」** で、この運動を1日15分〜20分程度、テレビなどを見ながら行うだけで、十分に血管を強くする有酸素運動ができる、というものです(ゾンビ体操については、私の別の著書もぜひ参考にしてください)。

このほかにも、当然ながらウォーキングやラジオ体操、踏み台昇降運動なども、手軽な有酸素運動としてオススメできます。掃除や草むしり、犬の散歩や洗濯物干しなどの**体を動かす家事も、ある意味では有酸素運動**になります。

ゾンビ体操

インターバル

力を抜いたまま腕を大きく振り、その場でゆっくり足踏みして呼吸を整える。
このときには、ひざも少し上げる

足踏み運動

肩を脱力させて立ち、その場で足を小刻みに上下させる。
お腹にだけは少し力を入れ、両腕は力を抜いて肩を自然に揺らす

インターバルではかかとを床につけてもOK

15〜30秒

ひざはあまり上げずにその場でジョギングするつもりで。両腕は脱力してぶらぶら動かし、体を揺する

30〜60秒（きつければ15秒でもOK）

1回3セット、1日3回行うのが理想（無理は禁物）

それらを合わせて1日30分程度を毎日行えれば完璧ですが、週に3〜4日行うくらいでも、ほぼ前述したような効果を期待できるでしょう。

■ 人気の「筋トレ」のメリット・デメリット

それでは、もう一方の筋トレなどの「無酸素運動」はどうでしょうか？

無酸素運動は、筋肉に瞬間的に強い負荷をかける種類の運動です。筋肉を鍛えて太くすることはできますが、長い時間運動することはできないので、脂肪を効率的に燃焼させるのにはあまり向きません。

ただし、筋肉は免疫力を高く維持するために重要な働きをしていますから、筋トレにはよい効果もたくさんあります。

私たちが病気になったときには筋肉の細胞が分解されて、グルタミンというアミノ酸になり、このグルタミンによって免疫細胞が活性化します。

免疫細胞が活性化すれば病気への抵抗力が高まりますから、病気の重症化を防ぐた

154

めにも、**筋肉はないよりはあったほうがずっとよい**のです。

さらには、筋肉が多いと血液中の糖分の代謝効率がよくなりますし、運動時には筋肉から血管をしなやかにして動脈硬化を防ぐブラジキニンというホルモンも分泌されます。

このように、筋肉を増やすことは大変よいことであるため、無酸素運動の筋トレもしないよりはしたほうがよいのは確かです。

しかし、突然死予防の観点からより望ましいのはどちらかと言えば、やはり、直接的に脂肪や糖を燃焼でき、その効果もさまざまな調査や研究ですでに実証されている有酸素運動のほうになるでしょう。

筋トレの場合、筋肉への疲労やダメージの蓄積が有酸素運動より大きく、その回復までには2日ほどかかります。疲労を蓄積させない意味でも、設問のように毎日行うのはあまりよくないのです。

> **A**
> 無理のない有酸素運動のほうがオススメ。ただし、筋トレも適度に組み合わせて行うようにしましょう！

155　「ちょうどいい体の動かし方」教えます！

Q 31

「ゴルフ」と
「登山」
突然死しにくいのはどっち？

運動の具体的な種類によっても、危険な運動とそうではない運動があります。

右に挙げたふたつの運動については、実は年代によって正解が変わります。

40歳以上で**60歳未満の中高年について言えば、登山のほうが危険**です。

この年代の方にとっては、ゴルフはむしろ、ランニングよりも安全なスポーツとさえ言えなくもありません。

逆に**60歳以上の高齢者では、ゴルフのほうがより危険**です。

156

ただし60歳以上の方にとっても、登山はかなり危険な運動であることには変わりありませんから、どちらもできれば避けたほうがよい運動となります。

こうした細かい比較ができるのは、運動の種目ごとに突然死の数や相対危険率を調べた有力な研究論文があるからです。

159ページにその論文から作成した表を掲載しましょう。この表は、40〜59歳におけるランニングの危険率を1・0として、40〜59歳と60歳以上の人たちにおける、さまざまなスポーツ中の突然死の相対危険率と死亡数を比較したものです。

この表を詳しく見ていくと、興味深いことがいろいろとわかってきます。

たとえばこのデータによれば、**どちらの年代にも共通して、比較的安全だと思われるスポーツはテニス**です。

40〜59歳では、ゴルフや水泳、卓球なども比較的安全なスポーツと言えそうですが、60歳以上では、テニスのほかにはこれといって安全なスポーツが見当たりません。

ランニングは、相対危険率の数値上では、60歳以上のほうが若いころよりむしろ安全になるようですが、**そもそもランニング自体がかなり負荷の強い激しい運動であり、**

循環器の専門医としては高齢の方にはあまりオススメできません。

40〜59歳の比較的若い方においても、死亡数の多さが気になります。

中年以上の方にとっては、ランニングやジョギングといった激しい運動は、交感神経系の緊張を促して血圧を過剰に上げてしまう恐れがあるので、総じてあまりオススメできないのです。年齢が上がれば上がるほど血管の状態も悪くなりやすいので、運動中の突然死の危険性もしだいに高くなっていきます。

ある程度、年齢を重ねて中高年以上になってきたら、若いころのような激しい運動は少しずつ控えるようにしましょう。

そのうえでウォーキングやスローなジョギング、前述したゾンビ体操などの負荷の小さな軽い運動に切り替えていくことが求められるわけです。

また、種目ごとに見た場合、高齢者のゴルフはその危険性が際立ちます。

40〜59歳の場合には相対危険率は比較的低いのですが、それでも死亡数の多さではトップです。

これは、ゴルフというスポーツの特徴に原因があるのでしょう。

スポーツ中の突然死を示す統計

※40 ～ 59歳のランニングの危険率を1.0とした相対危険率

40 ～ 59歳			60歳以上		
種目	死亡数	相対危険率	種目	死亡数	相対危険率
ゴルフ	41	0.6	ゲートボール	44	1.3
ランニング	33	1.0	ゴルフ	40	6.5
水泳	14	0.6	ランニング	18	0.8
スキー	12	1.9	登山	11	6.1
登山	11	1.8	水泳	8	1.1
野球	10	1.2	ダンス	8	1.3
テニス	8	0.3	テニス	7	0.7
卓球	6	0.7			
剣道	6	2.5			

資料：徳留省悟「突然死—スポーツ中の突然死」
CARDIAC PRACTICE.2：105-108.1991より作成

一緒に回る人たちと一緒に、自律神経が不安定な朝早い時間からグラウンドに出て、気温がさまざまに変化するなかを長時間歩きます。これによって血圧も上がりやすくなりますし、夏場には軽い脱水症状を起こしやすくもなります。

さらには打数と勝敗にこだわるスポーツであり、衆人環視のなかでひとりずつボールを打っていくことも、交感神経系を優位にして血圧を上げます。精神的なプレッシャーも生じ、心拍数も上がることで不整脈を起こしやすくなります。

さまざまな悪条件が重なりやすいスポーツであるため、結果として突然死を引き起こしやすくなってしまうのでしょう。

必ずしも激しい運動ではない高齢者のゲートボールが、相対危険率もやや高く、また死亡数ではトップになっているのも、衆人環視のなかで数字と勝敗にこだわって早朝から行う対戦型のスポーツ、というところに原因がありそうです。

さらには設問に挙げた登山についても、表の数字を見ればかなり危険な運動であることがわかります。

とくに高齢者では危険ですが、若い人でもランニングの2倍近い危険性があること

160

どの年代でも
スポーツは
安全に楽しみましょう！

には留意しておいてください。

このほか、剣道やスキーなど、全身や頭部への強い衝撃があるスポーツも、やはり危険率は高くなっています。

私自身について言えば、こうしたデータも考慮して、体を動かしたいときにはテニスを楽しむようにしています。

> **A** 中高年以上では激しい運動は減らし、体への負荷が少ない運動に切り替えていきたい。とくにゴルフやゲートボールなど、数字や勝敗にこだわる運動は危険です！

Q 32

同世代の仲間と歩くときに「集団を引っ張っていく人」と「後ろをついていく人」危険なのはどっち?

運動に関連して、「歩行能力」にも注目してみましょう。

歩く能力は、年をとるにつれて少しずつ落ちてくるので、別の年代の人と一律に比べることはできません。しかし、同級生など同じ年代の人と比べたときに、自分だけ歩くスピードが遅くなっている場合には要注意です。

同年代の仲間と連れ立って歩くとき、自然に集団を引っ張って先頭で歩く人という

162

のは、大抵は歩くスピードが速い人です。こういう人は心肺機能も健全で、足の筋肉もしっかり維持されているので血管の状態もよく、年齢なりの健康体である場合が多いものです。

逆に、いつのまにか集団の一番最後を歩いているような人は、**心肺機能が低下することで速く歩くと息が上がってしまう体になっているために、自然とほかの仲間から**置いていかれてしまう可能性があるのです。

こうした人たちのなかには、心臓を養っている冠動脈での動脈硬化が進み、「狭心症」になってしまっているがために、歩行が遅くなっている人がいます。

狭心症の典型的な症状として、運動中の胸痛や息苦しさがあります。これは、激しい運動ほど起こりやすく、苦痛によって動けなくなってしばらく安静にしていると消えてしまうという特徴があります。

ところが、狭心症では、こうしたハッキリとした痛みや苦しさが現れないケースも少なくありません。

そのような場合には、心臓の機能が低下しても自覚症状がないまま運動を続けるために、全身への血液循環が追いつかずに運動のパフォーマンスが落ちてしまうのです。

こうして、知らぬ間に歩くスピードが遅くなっていく、というわけです。

ですから、「以前はみんなと一緒に歩けていたのに、急についていけなくなったなぁ」と最近感じている人は、もしかしたら心臓の血管の動脈硬化が進んで、狭心症になってしまっている可能性があります。

狭心症は、程度が進めばそれだけでも生活の質を大きく下げる病気ですし、突然死の原因となる心筋梗塞や不整脈などにもつながりやすい病気です。

心あたりのある人は、専門に「循環器科」を掲げている病院で、一度詳しく調べてもらったほうがよいでしょう。合わせて、生活習慣の改善も心がけてください。

A

最後を歩く人は危ない。一度詳しい検査を受けよう！

164

Q 33

「二の腕がぷよぷよの人」と
「二の腕ががっちり硬い人」
リスクが高いのはどっち？

二の腕や太ももの状態は、その人の全身の筋肉や、内臓脂肪の量の指標として考えられます。

自分の二の腕を、もう片方の手でニギニギとつまんでみたとき、ぷよぷよと柔らかい人では筋肉量が低下し、内臓脂肪が増えていることが示唆されるのです。

こうした状態のことを、医学的には「サルコペニア肥満」と言います。

165 「ちょうどいい体の動かし方」教えます！

二の腕の
たるみは
「サルコペニア肥満」
のサイン!?

タンパク質の摂取は少なく、糖質の摂取は多く、運動が不足している状態が続くことで陥ってしまう症状です。

このサルコペニア肥満の人では、**血中の中性脂肪の量が多くなる傾向があるので、各種の生活習慣病になりやすくなります。**ひいては突然死の危険性も高めてしまうでしょう。

また、前述したように筋肉には免疫力を高める働きもあるため、**筋肉量の少ないサルコペニア肥満の人は、感染症にかかったときの免疫力も低下しています。**

いざというときの「生き残る力」が低くなっているわけで、とくに高齢の方では危険です。

高齢者の死因として多くを占める肺炎にかかりやすくなったり、肺炎になったあとに自力で治癒する力が弱まってしまうのです。

激しい運動ではなくてもいいので、**中高年になったら、日々の生活に規則的に運動を組み込んでいくことを必ず意識してください。**

そうして二の腕や太ももが少しずつでも筋肉質になれば、免疫力が上がるとともに、各種の生活習慣病や突然死を遠ざけることにもつながります。

A

二の腕や太ももの状態は、全身の筋肉や内臓脂肪の量の指標となる。ぷよぷよの人はサルコペニア肥満の可能性があるので、習慣的な運動を心がけよう！

167 「ちょうどいい体の動かし方」教えます！

Q 34

歩くのがしんどい年齢
「最初から痛くて歩けない人」と
「途中で痛くて歩けなくなる人」
より危険なのはどっち？

先にも述べたように、年をとるとどうしても歩行能力が落ちてきます。

ただ、その原因がどこからきているかによっても、突然死の危険性の大きさは随分変わってきます。

「高齢者」と呼ばれる年齢になれば、ひざや股関節、足首などに多少の変形性関節症を抱えてしまうのは珍しいことではありません。

この病気では、関節を動かすことで強い痛みを感じるようになるため、なかなか思

168

うようには歩けなくなります。

変形性関節症も、進行が進めば運動不足や肥満、廃用症候群などを引き寄せやすい危険な病気ではあるのですが、原因が関節にあるために、こと突然死に関しては危険性は小さいと言えます。

むしろ危険なのは、最初は元気に歩き出せるのですが、歩いている途中でふくらはぎや太ももが締めつけられるように痛くなってきて、しばらく休んでは少し歩く、またしばらく休んでは少し歩く、という状態になっている人たちです。

こういう歩行の仕方を、専門的には「間歇性跛行」と言います。

これは、加齢現象などで背骨が変形して神経を圧迫する腰部脊柱管狭窄症という病気などでも生じる症状ですが、**足の大きな血管で動脈硬化が進んでいるときにもよく出てくる症状**であり、注意が必要です。

足の血管で動脈硬化が進み、その先に栄養や酸素が十分に供給されない病気のことを、「閉塞性動脈硬化症」と言います。

この病気は、進行すると組織が壊死して足の切断を余儀なくされることもある危険

169　「ちょうどいい体の動かし方」教えます!

な病気です。

動脈硬化の背景には各種の生活習慣病があることが多く、**3割の人は心臓の血管の**
病気（冠動脈疾患）、2割の人は脳の血管の病気も併発しています。

あまり脅かしたくはないのですが、実際に閉塞性動脈硬化症と診断されてから、し
ばらくして大きな血管事故を起こし、亡くなってしまう人も少なくない怖い病気です。
ですから、**もし心あたりがあるのであれば、すぐに治療を受ける必要があります。**

歩行の状態というのは、医師が診断をする際の重要な判断要素でもあります。

「こんなことをお医者さんに言っても、意味がないかな……」などとは決して思わず、
自分が感じていることを遠慮せずに伝えるようにしてください。

A 途中で痛んで歩けなくなるのは、危険な病気の兆候の可能性
も。心あたりがあれば、すぐに医師の診察を受けてください！

ドクター池谷の世界一わかりやすい「血管の授業」

バスの運転手とガイドなら どっちが危険？

仕事の内容によって、突然死しやすい職業や、突然死しにくい職業というものもあるのでしょうか？

たとえば、50年ほど前にロンドンの2階建てバスで、運転手と車掌のどちらが心臓病や心臓発作による突然死を起こしやすいのか、調査した研究がありました。

それによれば、**運転手のほうが車掌よりもずっと突然死しやすい**、という結果が出ていました。

運転手は長時間座り続けたままでいるので足の血行が悪くなるほか、運転で常に交感神経系を緊張させているので、高血圧を招きやすいことなどが高リスクの原因になっていると考えられます。運動不足にもなりやすいのでしょう。

171

逆に車掌は、車の揺れに耐えながら立っている時間が長いうえに、1階と2階を行ったりきたりしなければなりません。運転による緊張もないので、比較的突然死の危険性が少ないのでしょう。類似のケースを現代の日本の環境で考えてみれば、バスの運転手とバスガイドさん、ということになるでしょうか？

あるいはタクシーの運転手さんなども、バスの運転手さんと就業状況が似ていますから要注意の職業と言えそうです。

また、ほかならぬ我々医師や看護師もそうなのですが、バスやタクシーの運転手さんには夜勤が存在します。**夜勤は体のリズムを崩しやすく、自律神経のバランスを乱しやすい働き方である**ため、そうした面からもリスクが高まります。

「医者の不養生」という言葉が生まれるほど、医師や看護師に突然死する人が多くいるのは、この夜勤が原因のひとつになっているのは間違いのないところだと私は思っています。

なお仕事柄、夜勤を避けられないという人は、そうでない人よりも注意して、日々の生活習慣改善に取り組むようにしてください。そうすれば、プラスとマイナスの影響を相殺し、突然死の予防をすることが可能になるはずです。

Part 5

その「症状」は体からのサイン?

知っておきたいあなたの「リスク」

Q35

「顔のシミが目立つ女性」
「顔のシワが目立つ女性」
動脈硬化のリスクが高いのはどっち？

最終章となるPart5では、個々人が持っているリスクや症状に関する「どっち？」の説明をしていきましょう。

早速の右の設問は、ご年配の女性読者にとっては大変気になるポイントでしょう。

結論から言うと、**日本人女性ではシミが多くて目立つ人のほうが、より危険だ**と考えられます。

174

なぜなら、国内で行われた比較的大規模な調査において、シミが多くなってその総面積が大きくなっている女性では、血管の動脈硬化も進んでいることがわかっているからです（男性ではとくに関連が見られませんでした）。

どのような因果関係でそうした結果になるのかは、まだ詳しくわかっていないのですが、シミの量（総面積）と動脈硬化の進展具合には関係があるようなのです。

おそらくは、顔面の細胞を養っている血管の動脈硬化からくるものなのでしょう。

いずれにせよ、血管の動脈硬化が進めば、脳卒中や心筋梗塞による突然死の危険性も高まります。年をとればある程度はシミが増えてくるのは避けられませんが、同年代の人と比べてシミが多いという人は、各種の生活習慣の改善に心がけたほうがよいでしょう。

ちなみに、同じ研究では顔のシワや毛穴の数などと動脈硬化とのあいだには、これといった関連性は見いだせなかったそうです。

ただ、細い血管が集中する耳たぶのシワについては、心疾患との関連性を指摘する海外の研究が存在します。多少は注意しておくとよいかもしれません。

内面の若々しさは外見の若々しさに通じる!

白髪と動脈硬化の関係は?

また白髪については、国内には有力な研究はないのですが、海外のデータには白髪の量と心疾患の発症との関連性を指摘したものがあります。

白髪の発生にはさまざまな要因が存在しますが、頭皮の血管で動脈硬化が起こることで、毛根部分にあるメラノサイトという細胞への栄養や酸素の供給が途絶えがちとなって、白髪が増える、という理屈も考えられなくはありません。ですからこれも、同年代の人に比べて白髪が多い人は、ある程度は

気をつけたほうがよいと思います。

いずれにせよ、**人は血管とともに老化し、血管が衰えれば見た目も老け込んでくるものなのです。**

突然死を防ぐような生活習慣を心がければ、それは、血管に優しい生活習慣にもつながります。

そして血管の状態をよくすれば、見た目の老け込みの改善にもつながりますから、無理のない範囲で少しずつでも意識して、いまの生活を改善してほしいと願っています。

A
女性のシミの量と動脈硬化には明らかな関係があるので、シミが多い人は要注意！

ただし、シワや白髪についても油断は禁物。老け込まないように気をつけよう！

177　知っておきたいあなたの「リスク」

Q 36

「暑がりな人」
「寒がりな人」
突然死しにくいのはどっち?

暑がりな人と寒がりな人では、**寒がりな人のほうが突然死しにくい**と言えます。

これは、**暑がりな人は寒さに対して鈍感**だからです。

寒がりな人というのは、寒がりだから冷えないようにがんばります。そのため、ある程度は冷たい空気による寒冷刺激を防ぐことができます。

冷えるのが嫌いだから、厚く着込んだり、手足をカバーしたりして**守りを固めてい**るので、急な気温変化があっても寒冷刺激を受けにくいのです。

178

対して暑がりな人は、気温の変化に無頓着になりがちです。冬でもシャツのまま外に出たりして、つい薄着をしてしまいます。

このとき、無防備な状態で想像以上に冷たい空気に触れてしまうと、寒冷刺激によって交感神経系が緊張して、血圧を急上昇させがちなのです。

寒さへの対策を考えていないので、突然に予期しない寒さに直面すると、それによって血管が傷つき、なかには突然死してしまう人もいる、というわけです。

それでは、「手や足が冷えやすい人」と、「手や足がいつも温かい人」では、どっちのほうがより危険でしょうか？

これも、**「手や足がいつも温かい人」のほうが危険だと言えます。**

このようになる理由は先ほどと同じで、**「手や足がいつも温かい人」のほうが寒冷刺激に対して無防備になりがちだからです。**

手足が冷えやすい人なら、手袋や靴下を身につけたり、寝るときにも布団を寝袋のようにしたりして、手足をできるだけ外気に触れさせないようにします。

守りが固くなるので、意外に低体温の恐怖にさらされないのです。

179　知っておきたいあなたの「リスク」

逆に手足がいつも温かい人は、暑く感じて手や足をできるだけ外気に触れさせるようにするので、予期しない気温変化が起こったときに大きな寒冷刺激を受けやすい、というわけです。

たとえて言うなら、**寒がりで手や足が冷えやすい人というのは、「温かいお湯が入っているポット」**です。ポットは外側は冷たいのですが、肝心の内部の温度は維持されるので、お湯はなかなか冷めません。

逆に**暑がりで手や足がいつも温かい人というのは、「熱いお湯の入った茶碗」**です。外側の温度は熱いのですが、その分、放熱も激しいので、なかに入っているお湯は早々に冷めてしまいます。

寒がりな人のほうが危険だと勘違いしている人も多いのですが、本当に危険なのは暑がりな人ですから、自覚のある人は十分に注意してください。

A
寒がりな人は守りを固めるので、意外に安全。かえって暑がりな人のほうが、無防備なために危険です！

180

Q 37

同じ年齢の「男と女」 突然死しにくいのはどっち?

簡単そうな設問ですが、意外に難問です。正解は、**およそ70歳までは女性のほうが突然死しにくく、それ以降は男性が逆転する**です。

女性は、男性よりも10年は老化が遅れると言われます。これは、女性ホルモンによる効果です。

女性ホルモンには、出産や生理など女性特有の体の機能をコントロールする働き以外にも、**抗酸化作用によって血管の動脈硬化を抑制**したり、コラーゲンの生成を助け

181 知っておきたいあなたの「リスク」

ることで若々しい細胞を維持したりする働きがあります。

男性の体内にもこの女性ホルモンは少量存在するのですが、圧倒的に女性のほうが多いために、女性のほうが全般的に老化が進みにくいのです。

結果、突然死についても一般に男性のほうが危険性が高くなります。

ところが、**女性が50歳ごろに閉経を迎え、女性ホルモンの分泌量が急激に減っていくと、この関係に変化が生じます。**

閉経後、女性はかなり速いペースでそれまでの〝貯金〟を消費していき、70歳を過ぎるころには男性を追い越して、男性よりも突然死の原因となる動脈硬化が進行しやすくなるのです。女性ホルモンは、50歳までは女性の血管を老化から守ってくれる、「期間限定の神さまからの贈りもの」というわけです。

A
女性ホルモンが血管を老化から守るので、一般に女性のほうが突然死しにくい。ただし70歳以上では女性のリスクは高くなる！

182

Q 38

「吐息スッキリの人」
「口が臭い人」
危険性が高いのはどっち？

口が臭い人には、かなりの割合で「歯周病」が潜んでいます。

歯周病は、歯の根もとにある歯周ポケットに歯垢が溜まり、そこで細菌が繁殖して歯ぐきに炎症を引き起こす病気です。症状が進行すると、歯を支える土台がグラグラになって、最終的には歯が抜け落ちてしまうこともあります。

虫歯は歯自体が壊されていく病気ですが、そうではなく、**歯ぐきやその内部にある骨（歯槽骨）が壊されていく病気**だと考えてください。このとき、特徴的な悪臭を放

183　知っておきたいあなたの「リスク」

つのです。

さて、その歯周病は歯医者さんで治療する病気であり、一見、突然死とはなんの関係もないように思えます。しかし、**実は大いに関係があります。**

歯周病によって歯ぐきに炎症が引き起こされたとき、炎症によって血管が傷つき、出血することがよくあります。

すると、血管に穴が開いている箇所があり、その周辺には空気に触れなくても生きていける歯周病菌がたくさんいる、という状況がつくられるため、往々にして血管内に歯周病菌が侵入してしまうのです。

そうして血管内に侵入した歯周病菌は、血液に流されて全身に散らばります。散らばった先では、血液中を巡回している免疫細胞の攻撃を受けてやっつけられてしまうのですが、その際に**血管の動脈硬化を引き起こす**と考えられています。

歯周病は血管の動脈硬化を直接的に引き起こすので、歯周病を持っている人では当然、突然死の危険性は上がる、というわけです。

184

「糖尿病」も口臭の原因に?

さらに言えば、その口臭は「糖尿病」からきているものかもしれません。

糖尿病になると唾液の分泌が少なくなるため、口のなかで細菌が繁殖しやすくなります。それによって、口臭が出やすくなるのです。

虫歯や歯周病にもなりやすくなるので、歯周病による口臭の発生にもつながります。

糖尿病はそれ自体が動脈硬化を引き起こし、突然死を引き寄せる重大な危険因子でもあります。やはり、口が臭い人は危ないのです。

口臭は自分ではなかなか判断ができません。

ですから、専門家である歯医者さんに有無を確認してもらうようにしましょう。

歯周ポケットの内部や歯と歯のあいだに溜まった歯垢は、ふだんのブラッシングではなかなか落とせず、しだいに固まって歯石となります。効果的に歯周病を予防するには、半年に1回は歯医者さんでこの歯石を取り除くクリーニングをしてもらう必要

185　知っておきたいあなたの「リスク」

があります。

その際、歯周病や口臭の有無のチェックも同時に行われるので、気になる人は聞いてみるといいでしょう。歯医者さんは専門家で慣れているので、口臭を恥ずかしがる必要もありません。

🦷 池谷流「口内ケア」

また、当然ながら日々のブラッシングも虫歯や歯周病の予防には重要であり、**少なくとも1日に2回か3回はブラッシングするようにしてください。**

ちなみに私の場合は、朝起きてすぐに軽くブラッシングをしたあとで、朝食を食べ、その後、職場についてからもう一度ブラッシングをするようにしています。

睡眠中には唾液が減少し、口のなかで細菌が繁殖しやすいです。そのため、朝起きたらまずは軽くブラッシングをします。その後に食事をしたあとで、食事の食べかすを再度ブラッシングするのですが、食事の直後は口内が酸性になっていて、歯の表面

186

が弱くなっているため、少し時間を開けて職場でブラッシングするようにしているのです。

昼食後にもできればブラッシングをしたいのですが、大抵は診察に追われて時間がないため、うがいで口をゆすぐだけですませることが多いです。

夕食後については、寝る前にしっかりとブラッシングをし、このときには**歯間ブラシも使用**しています。

さらに、出血や口臭が気になるときは、スプーン1杯のオリーブオイルを口に含み、ブクブクうがいを追加で行うようにしています。

こうして歯周病をきちんと予防できれば、血管の動脈硬化の予防にもつながり、ひいては突然死を防ぐことにもつながっていくでしょう。

ちなみに、先日、私のかかりつけ「ヨコハマデンタルクリニック」で検査をしたところ、歯周病はありませんでした。

A

口臭は危険な糖尿病や歯周病からきていることもある！

187　知っておきたいあなたの「リスク」

Q 39

「夫婦仲がよい人」と 「浮気中の人」 安全なのはどっち?

これは夫婦仲がよい人のほうがずっと安全です。いや、むしろ「浮気は突然死を引き寄せかねない大変危険な行為」という言い方をしたほうがいいでしょうか。

浮気をしている人は、秘密を隠そうと常に緊張しています。嘘がばれないように発言に気をつけて、相手の反応を探らなければならないわけですから、家にいるときには交感神経系が緊張しっぱなしです。当然ながら、血圧は上がりがちになります。

また、配偶者を裏切っていることに対して罪悪感がありますから、心理的なストレ

188

スも募ります。完全に奥さんや旦那さんに愛想を尽かしているのであれば、これはそれほど大きなストレスにはならないかもしれませんが、まだ相手に気持ちが残っている場合には、大きなストレスとなるはずです。また、二重生活を続けることでいろいろな無理をしますから、さまざまな形で体に負担がかかります。

男性が奥さんよりも若い女性と浮気をする場合はとくに危険で、若い相手を満足させようと頑張りすぎることで、突然死をする危険性が大きく上昇してしまいます。

こうしたリスクを大真面目に比較した研究は国内外にたくさんありますし、実際の救急医療の現場でも、浮気中に脳卒中や心筋梗塞で倒れて病院に運び込まれてくる人は、実は決して少なくないのです。

やはり、長生きしたいのであれば家内安泰を心がけ、家では心からくつろげるよう、男性も女性も、お互いに譲り合っていく姿勢が求められるでしょう。

A

浮気は突然死を引き寄せかねない危険な行為です！

189　知っておきたいあなたの「リスク」

Q 40

高齢の方で、
「部分的にいきなりボケる人」と
「全体的にゆっくりボケる人」
突然死しにくいのはどっち?

高齢になると記憶力が少しずつ落ちてくるのは避けられませんが、このときどのように "ボケていく" かも、突然死しやすいかどうかを推測する目安となります。

そもそも、認知症ではない歳相応のふつうの物忘れは、たとえば「財布をどこにしまったか、うっかり忘れてしまい、探している」というように、「財布をどこかにしまったこと」自体は覚えています。

ところが認知症の物忘れは、「財布をしまったこと」自体を忘れたりします。

190

体験自体を忘れてしまうのです。

結果として、認知症の患者さんは財布が見つからない理由がわからず、「財布がないじゃないか……きっと、誰かが盗んだんだ！……もしかしたら、あいつじゃないか？」などと、怒ったり、疑ったりすることになるのです。

この認知症にもいくつかタイプがあり、もっとも多いのは**「アルツハイマー型認知症」**です。そして、その次に多いタイプが**「脳血管性認知症」**です。

患者さんがもっとも多いアルツハイマー型認知症は、なんらかの原因によってベータアミロイドという異常なタンパク質が脳に蓄積してしまう病気です。その結果、脳の多くの部分の神経細胞が死滅してしまい、脳の神経ネットワークが破壊されていきます。そのため、**記憶力や他の能力は全体的に低下**していきます。

一方、次に多い脳血管性認知症では、脳の血管が障害された場所に応じて、**記憶力や他の能力が部分的に障害される傾向があります。**また、脳血管の血流の状態によって、日によって症状が変化することが多い、という特徴もあります。

具体的には、物忘れは目立っても理解力や判断力は正常に保たれていたり、同じこ

191　知っておきたいあなたの「リスク」

とをしてもできる日とできない日があったりするのです。

さらに言えば、話したり手足を動かしたりする神経の麻痺をともなう点も特徴的です。

このように、物忘れが部分的にいきなり生じるような脳血管性認知症の症状は、「まだらボケ」と呼ばれます。

そして脳血管性認知症の多くは、脳にある血管で動脈硬化が進行していることを背景にして生じてくるので、脳卒中のみならず、心疾患や大動脈疾患など、突然死の直接的な要因となりかねない合併症を発症する可能性が高いのです。

◾️ 60代以上の人半分にひとりに「隠れ脳梗塞」がある⁉️

また、脳の動脈硬化は、自覚症状のない脳梗塞につながることもあります。

加齢や望ましくない生活習慣などによって、脳内の血管で動脈硬化が進むと、ある時点で血流が途絶えてしまい、その先の脳細胞に血液が届かなくなってしまうことが

192

あります。これが「脳梗塞」で、大きな血管に起きた場合には生死にかかわる事態となります。しかし、脳梗塞がごく細い血管で起きた場合には、自覚症状がほとんどない場合もあります。

こうした自覚症状がない小規模な脳梗塞を、「隠れ脳梗塞」などと言います。

なんと、60代の人で検査をすると、半分以上の人に1個以上の隠れ脳梗塞、ないしはその前段階を示す病変が見つかる、というデータがあります。加齢とともに生理的に生じる、ごく自然な老化現象とも言えるのです。

この隠れ脳梗塞が起こると、脳のなかの一部だけで脳細胞が死滅してしまいます。障害部分が小さければそれだけでは症状がなくても、それらが多発することで、ある日突然、部分的に神経の麻痺症状が現れます。

また、血液の流れが悪い、目詰まりしかけた脳血管であれば、気圧の変化やそのときどきの体調によっても、その障害の程度に差が生まれることになります。

前述した「まだらボケ」の症状が現れる、ということですね。

小規模とはいえ脳梗塞が起きている人では、その要因として**望ましくない生活習慣**

や、**血管の動脈硬化の進展が背後にあるはず**です。それだけ突然死の危険性も高いわけで、できるだけ早い段階で、生活習慣の改善や投薬治療などに取り組む必要があるでしょう。

A まだらボケの背後には、自覚症状のない脳梗塞が潜んでいる場合が多い。生活習慣改善や投薬治療が必要です！

Q 41

「規則正しい脈がときどき抜ける人」
「モールス信号のように常に脈が不規則に打つ人」
すごく危険なのはどっち?

自分で脈を測ってみて、その脈が少し不規則なので心配になる、という経験をしている人は意外に多いのではないでしょうか?

こうした脈の乱れにも、危険なものとそうでないものがあります。

通常は規則正しい脈を打っているものが、たまに1拍抜けるというパターンは、多くが「期外収縮」という不整脈が原因となっているもので、実はほとんど心配がいらないタイプの脈の乱れです。生活に支障をきたすような動悸などの自覚症状がないの

195　知っておきたいあなたの「リスク」

であれば、深刻なことにはまずなりません。

どうしても気になる人は、循環器科で一度は精密検査をしておいてもいいでしょう。自分の心臓に問題があるのではないかと不安になることで、自ら不整脈を呼び寄せる場合もありますから、心配を解消しておくことは悪いことではありません。

危険なのは、モールス信号のように常に脈が不規則に打つ人です。

これは、心房細動（しんぼうさいどう）という不整脈の可能性があります。この病気は、動悸や息切れなどの自覚症状をともなうこともありますが、まったく自覚症状を感じない人も少なくありません。

心房細動が続くと、心臓の内部で血液がうまく循環せず、血栓がつくられやすい状態になります。この血栓が脳動脈や心臓の冠動脈、あるいはその他の重要な血管で詰まってしまうと、命にかかわる事態となります。突然死と隣り合わせの危険な状態です。みなさんも、十分注意してください。

A モールス信号のような不規則な脈が続くときは、危険な病気の可能性あり。すぐに病院へ直行しよう！

196

【主な参考文献】

●金本郁男ほか「低Glycemic Index食の摂取順序の違いが食後血糖プロファイルに及ぼす影響」糖尿病53(2):96-101.2010

●今井佐恵子ほか「糖尿病患者における食品の摂取順序による食後血糖上昇抑制効果」糖尿病53(2):112-115.2010

●Ogura M,et al:Effect of Grapefruit Intake on Postprandial Plasma Glucose,Anti-Aging Medicine.8(5):60-68,2011

●日本糖尿病学会プレスリリース「日本人の糖尿病の食事療法に関する日本糖尿病学会の提言」2013

●文部科学省「日本食品標準成分表2015年版（七訂）」2015

●日本高血圧学会減塩委員会「高血圧の予防のためにも食塩制限を―日本高血圧学会減塩委員会よりの提言」2012

●池谷敏郎『血管を強くして突然死を防ぐ！』すばる舎2013

●板倉弘重、浅野まみこ『ズボラでも脱糖尿病　血糖値上がらないのはどっち？』アスコム2014

●Belin RJ,et al:Fish intake and the risk of incident heart failure:the Women's Health Initiative.Circ Heart Fail,4(4):404-13.2011

●Meng l,et al:Fish Consumption and ethnic differences in coronary heart disease mortality in a multiethnic cohort.circulation.120:S498.2009

●Iso H,et al:Intake of Fish and n3 Fatty Acids and Risk of Coronary Heart Disease Among Japanese.Circulation.113:195-202.2006

●Yokoyama M, et al:Effects of eicosapentaenoic acid on major coronary events in hypercholesterolaemic patients(JELIS):a randomised open-label,blinded endpoint analysis.Lancet.369(9567):1090-1098.2007

●Saito Y,et al:Effects of EPA on coronary artery disease in hypercholesterolemic patients with multiple risk factors:Sub-analysis of primary prevention cases from the Japan EPA Lipid Intervention Study(JELIS)Atherosclerosis.200(1):135-140.2008

●Thies F,et al:Association of n-3 polyunsaturated fatty acids with stability of atherosclerotic plaques:a randomised controlled trial Lancet. 361(9356):477-485.2003

●独立行政法人国立がん研究センターがん予防・検診研究センター　多目的コホート研究HPリサーチニュース「飽和脂肪酸摂取と循環器疾患発症の関連について」2013

●池谷敏郎『血管を鍛えれば健康寿命はのびる！』宝島社2014

●厚生労働省「健康日本21：アルコール：目標値のまとめ」2000

●池谷敏郎『心臓を使わない健康法』マガジンハウス2014

- Wilmot EG,et al:Sedentary time in adults and the association with diabetes,cardiovascular disease and death:systematic review and meta-analysis.Diabetologia.55(11):2895-905.2012
- Ai Ikeda,et al:Type A behaviour and risk of coronary heart disease:The JPHC Study.Int.J.Epidemiol.37(6):1395-1405.2008
- 東京都健康長寿医療センタープレスリリース「冬場の住居内の温度管理と健康について」2013
- 池谷敏郎『血管・骨・筋肉を強くする！ゾンビ体操』アスコム2015
- 池谷敏郎『血管年齢が若返る医学の常識』創英者／三省堂書店2014
- 徳留省悟「突然死ースポーツ中の突然死」CARDIAC PRACTICE.2：105-108.1991
- Morris JN,et al,Incidence and prediction of ischaemic heart-disease in London busmen.Lancet.2(7463):553-9.1966
- 宮脇さおり「日本人女性のしみと動脈硬化の関係について」日本老年医学会雑誌．50：69.2013
- William JE,et al,Diagonal earlobe creases and prognosis in patients with suspected coronary artery disease.AJM.100(2):205-211.1996
- Eisenstein I,et al.Gray Hair in Black Males A Possible Risk Factor in Coronary Artery Disease.ANGIOLOGY.33(10):652-654.1982
- Alessandra D,et al.Sexual and Cardiovascular Correlates of Male Unfaithfulness.The Journal of Sexual Medicine.9(6):1508-1518.2012
- その他資料多数

本書は、すばる舎より刊行した『突然死しないのはどっち？』を文庫収録にあたり、加筆、改筆、再編集のうえ改題したものです。

池谷敏郎（いけたに・としろう）
医学博士。池谷医院院長。

1962年東京都生まれ。東京医科大学医学部卒業後、同大学病院第二内科に入局。1997年、池谷医院理事長兼院長に就任。専門は内科・循環器科。現在も臨床現場に立つ。

血管、心臓、血圧などの循環器系のエキスパートとして、数々のテレビ出演、雑誌・新聞への寄稿、講演など多方面で活躍中。東京医科大学循環器内科客員講師、日本内科学会認定総合内科専門医、日本循環器学会循環器専門医。

テレビ番組『深層NEWS』（BS日テレ）、『金スマ』『健康カプセル！ゲンキの時間』（TBS）などに出演し、わかりやすい医学解説が好評を博している。

著書に『末梢血管』を鍛えると、血圧がみるみる下がる！』『体内の「炎症」を抑えると、病気にならない！』『図解「血管を鍛える」と超健康になる！』（以上、三笠書房）、『血管の名医が教える15歳若返る習慣』（三笠書房〈知的生きかた文庫〉）、『50歳を過ぎても体脂肪率10％の名医が教える内臓脂肪を落とす最強メソッド』（東洋経済新報社）など、数々のベストセラーがある。

知的生きかた文庫

「血管にいい習慣」を選びなさい！

著　者　池谷敏郎（いけたに・としろう）

発行者　押鐘太陽

発行所　株式会社三笠書房

〒一〇二−〇〇七二 東京都千代田区飯田橋三-三-一
電話〇三−五二二六−五七三四（営業部）
　　　〇三−五二二六−五七三一〈編集部〉
https://www.mikasashobo.co.jp

印刷　誠宏印刷
製本　若林製本工場

© Toshiro Iketani, Printed in Japan
ISBN978-4-8379-8694-2 C0130

*本書のコピー、スキャン、デジタル化等の無断複製は著作権法上での例外を除き禁じられています。本書を代行業者等の第三者に依頼してスキャンやデジタル化することは、たとえ個人や家庭内での利用であっても著作権法上認められておりません。

*落丁・乱丁本は当社営業部宛にお送りください。お取替えいたします。

*定価・発行日はカバーに表示してあります。

三笠書房　定評のある 池谷敏郎の本

図解 （オールカラー）

「血管を鍛える」と超健康になる！

血液の流れがよくなり
細胞まで元気

（単行本）

- あなたは大丈夫？「いつ詰まるか分からない血管」の調べ方
- たった4日で数値も改善！「ふくらはぎ体操」
- 脳血管障害のリスクを50％減──その食べ物とは？
- 私が「朝のウォーキング」をすすめない理由……

自宅で簡単に、誰でもできる「強い血管」のつくり方！

体内の「炎症」を抑えると、病気にならない！

（単行本）

- 「血管年齢を若く保つ生活習慣」など
- "一生モノの知恵"を大公開！

知らなければ一生損する！

あまり知られていませんが、「炎症」が私たちの健康や老化のスピードに大きく関わっています。30代以降「ぐっと老け込む人／ずっと若々しい人」「病気がちな人／100歳まで健康な人」を分けるのは、この体内の炎症だったのです──。

テレビでおなじみの人気医師が、病気・老化の原因を"根本から断つ"絶対的方法 教えます！

自宅で、今すぐ、誰でもできる
「健康革命」！

C20040